臨床工学講座

医用機械工学

第2版

一般社団法人
監修　日本臨床工学技士教育施設協議会

著　嶋津　秀昭
　　馬渕　清資

医歯薬出版株式会社

【執　筆】

嶋津秀昭　北陸大学医療保健学部

第 1 章，第 4 章，第 5 章

馬渕清資　北里大学名誉教授

第 2 章，第 3 章

This book is originally published in Japanese
under the title of :

RINSHOUKOGAKUKOUZA IYOUKIKAIKOUGAKU
(Clinicai Engineering Series Medical Mechanical Engineering)

SHIMAZU, Hideaki
Professor, Hokuriku University, Faculty of Health and Medical Sciences
MABUCHI, Kiyoshi
Emeritus Professor, Kitasato University, School of Allied Health Sciences

ISHIYAKU PUBLISHERS, INC
7-10, Honkomagome 1 chome, Bunkyo-ku,
Tokyo 113-8612, Japan

「臨床工学講座」の刊行にあたって

1987年に臨床工学技士法が制定されるとともに本格的な臨床工学技士教育が始まり，早20年が経過した．

この間，科学技術は大きく進歩し，臨床工学技士が従事する医療現場でも，新しい医療技術や医療機器が導入され，多くの人の命を支える役に立ってきた．

日本臨床工学技士教育施設協議会では，1997年より「教科書編集委員会」を設け，臨床工学技士育成に必要な教科書作りについて検討を重ねてきた．当時は教育施設数が少なかったこと，また1998年度から始まった規制緩和推進3カ年計画のなかで，いわゆるカリキュラム大綱化が臨床工学技士教育制度でも検討されると予想されていたことにより，教科書作成事業をしばらく休止した経緯がある．政府によって「カリキュラム等を規制している国家試験受験資格付与のための養成施設の指定制度を見直し，各大学等が社会のニーズに適切に対応した多様な医療技術者等の養成ができるようにする」との方針が打ち出されたのである．

その後，2004年4月にカリキュラム大綱化が行われ，また2006年度第20回国家試験から国家試験出題基準が大きく改訂されたことを受け，日本臨床工学技士教育施設協議会は2007年度より改めて『教科書検討委員会』を設けて教科書作成事業を再開した．そして今般，『臨床工学講座』シリーズとして，全国53校の臨床工学技士教育施設で学ぶ約2,600名にも及ぶ学生達のために共通して使用できる標準教科書シリーズを発刊する運びとなった．

教科書検討委員会および本講座編集委員会では，他医療系教育課程で用いられている教科書を参考にしつつ，今後の臨床工学技士育成に必要，かつ教育レベルの向上を目的とした教科書作成を目指して検討を重ねてきた．

その骨子として以下の3点を心掛け，臨床工学技士を目指す学生がモチベーションを高く学習でき，教育者が有機的に教育できる内容を目指した．

①本シリーズは，国家試験対策用テキストではなく臨床工学技士が本来的に理解しておくべき基本的事項をしっかりと分かりやすく教えることに重点をおくこと．

②ゆとり教育世代の高校卒業者にも理解しやすい導入と内容の展開を心掛け，とくに基礎科目については随所に“Tips”などを挿入することにより読者の理解を深めていただくことを目指し，実務上での応用へのつながりを明確にすること．

③大綱化後の新カリキュラムの内容をベースに「平成19年度国家試験出題基準」を念頭においた編集とすること．

よって本講座は，これまでの教科書とは一線を画した理想を掲げており，医療系教育課程用教科書の歴史に新たな1ページを刻む意気込みにて，執筆者・編集者ともども取り組んだ次第である．

医療現場において臨床工学技士に求められている必須な資質を育むための本教科書シリーズの意義を十分にお汲み取りいただき，本講座によって教育された臨床工学技士が社会に大きく羽ばたき，医療の発展の一助として活躍されることを願ってやまない．

本講座のさらなる充実のために，多くの方々からのご意見，ご叱正を賜れば幸甚です．

2008年春

日本臨床工学技士教育施設協議会　教科書検討委員会

臨床工学講座　編集委員会

第２版の序

臨床工学講座，「医用機械工学」の改訂が行われた．前版からすでに10年近く経過したが，臨床工学分野における機械の学習意義は現在も変わることはない．今回の改訂では，前版の記載の見直しを行い，国家試験の出題基準に沿って初学者に向けてより学びやすく記載した．また，機械に直接関係しない内容を削除あるいは簡潔な記述に改め，その一方で，基礎物理学の内容ではあっても，単位，基礎力学などは機械工学の基礎に欠かせないと判断して，1章にまとめた．したがって，この教科書の冒頭の部分は物理学を十分に学習していない読者にも大切な項目となっているので，しっかりと学習してほしい．

臨床工学は，医療の場に工学の知見を展開するという大きな意味をもっている．元来，工学とは，さまざまな科学分野を応用して人類に役立つ道具や機械を開発することにある．機械はその意味においても工学の本流に位置しているといってよいだろう．臨床工学の分野においても，医療機器は機械としての役割を担っている．近年の電子工学，情報工学の目覚ましい発展により，装置自体のインターフェースや自動化などが飛躍的に進歩しているが，装置の機能を考えると機械としての本質は何も変わることはないだろう．

医療の分野において，機械工学で学ぶ知識は単に医療機器の機械としての原理を知ることだけが目的ではない．機械工学がすべての科学分野の成果を応用する学問体系に属するという観点で考えれば，その知識の対象は医療機器のみに限定されない．とくに，生体を対象とするこの分野では，人体と機械との類似性について考えることも重要である．生物の特異性を考慮したとしても，構造物としての人体は，きわめて精緻に作られた仕組みによって生命活動の基本部分を支えられている．このようにみれば，機械工学の成果として作られたさまざまな仕組みの多くに，すでに生命に組み込まれた機能と類似している部分があることを容易に指摘できる．筋と骨格にみられる人体構造と力学との関係，循環系と流体力学との関係，体温の調節に関係する熱現象や熱力学など，生理学などで学ぶ内容の至るところに関連性を見出すことができる．

こうした観点から，医用機械工学を単なる工学分野の基礎として理解するのではなく，臨床や基礎医学に関係する多くの分野に役立つ内容を含んでいることに気がついてほしい．本文中でもその点に触れた記述をしている部分も少なくないが，できるならば，工学という観点から生理学や臨床医学を考えるということも重要であると考えてほしい．生物とはいえ，その根本的な働きが地球や宇宙を支配する物理法則にしたがっていることに疑いの余地はない．いかに生命現象が複雑であろうとも，物理や機械工学の理論で容易に説明できることまでを神秘的で不思議な現象のように考えることはない.

臨床医学の一分野を担う学生にとって，機械工学は異質な領域と感じるかもしれないが，本書を学習することで，この分野も医学にとっても重要な一分野であることを理解していただければ幸いである.

2020 年 3 月

著　者

第１版の序

工学の源流は道具を作る技術にあり，道具の進化形，機械を対象とする機械工学は，その本流に位置している．臨床工学分野においても，医療機器は機械そのものであるから，機械工学の役割は重い．しかし，電気工学や電子工学と比べて機械工学の占める位置が医療技術の中枢に置かれているとは，言い難い．「機械的」という言葉が「人間的」の対語として用いられていることに象徴されるように，医の対象である人間と工の対象である機械は，もともと相性が悪い．その上，機械工学の基盤が力学に置かれているのに対して，医学の基盤が生物学に置かれているということも，両者の距離の拡大に拍車をかけている．たとえば，天体や人工衛星などの「物体」の運動を予測することが得意な力学法則は，「生物体」の動きを予測するのが苦手である．小惑星探査の「はやぶさ」の軌道を予測することはできても，鳥のハヤブサの飛行ルートの予測はできない．台所のゴキブリの動きを予測してスリッパを振り上げても，なかなかヒットしない．

こうした「生物体」と「物体」の隔たりを生む原因は，情報密度の相違にある．「生物体」の情報集約は想像を越えるものであり，数ミクロンの大きさの細胞の中の小さな遺伝子に，人生全体を左右するほどの情報が詰め込まれている．それに対して，力学の対象として扱う「物体」の中には，形状，体積，質量といった数個の情報しか存在しない．情報を削減してモデル化する作業は，力学の好む統一法則の構築には必然である．よって，生物組織を力学モデルとして構築する場合は，「生」に関わる情報を削減せねばならない．

医療機器は，もともと単純な「物体」であるから，力学の対象とするのは容易である．しかし，体外循環回路などで血液や血管組織を対象とした場合に，力学原理を適用して機械工学で扱うには，生命現象に関する情報を大幅に削減しなければならない．その際，無駄なく必要な情報を取捨選択するために，内容の本質的な理解が必要になる．その追求こそが，医用機械工学独自の存在価値を生む．その過程で，単なる境界領域としてではなく，独自の価値感を形成していく必要がある．

一方，機械工学は，それ自体広大な分野であり，莫大な情報を有している．その中には，エンジンなどの内燃機関に関する技術や工作機械の技術などのように，臨床医療の現場とはかけ離れる内容が含まれている．医療技術と関わらない情報への拡散を避け，臨床医療の技術課題に直結する内容を吟味することも，医用機械工学の独自性の確立には重要である．

こうした観点から，本書では，各項の内容それぞれにおいて可能な限り臨床医療との関連に言及することとした．それにより，機械工学の基礎を立体的に見るという作業を進めることで，医用機械工学の全体像を浮き彫りして，その理解を促すことを目指した．また，基礎力学を含めることで，内容の完結を図った．本書が，臨床医療を志す諸君が，機械工学という異質な世界に足を踏み入れる際の一助となれば幸いである．

2011年3月

著　者

医用機械工学　第2版

CONTENTS

Tips CONTENTS

Clinical Engineering

第1章 力学の基礎

1 医用機械工学と力学

医用機械工学は医学と機械工学の境界領域である．工学は装置や機械などを提供する応用分野であり，医学・医療も当然のごとくその恩恵を受けてきた．工学の医学応用は，単に役に立つ機器の開発だけでなく，その基礎となる理学，基礎工学の考え方や理論もまた医学に十分適用できるものである．その意味で，医用機械工学に関連する医学分野は，解剖学，生理学などの基礎医学だけでなく臨床医学の分野も含まれる．一方で，「医用」を外した工学的な部分での知識体系のほとんどは物理学に立脚している．

機械（machine）という言葉には多くの定義がある．工学的には，「機械とは抵抗のある物体の組み合わせで，定められた一定の運動をすることによって与えられたエネルギーを有効な機械的仕事に変換するものである」とされる．単なる道具は機械と区別され，運動する部分をもたないものは機械とはいわない．また，動く部分をもっていても，装置の外部に対して機械的仕事をしないものは機器（device）とよばれる．

機械を考えるうえで必要となる機械工学では，さまざまな力とこれによる運動や仕事との関係を説明することがもっとも基本的なことである．力にはいろいろな形があり，またそれを作りだすためのエネルギーにも多くの形がある．これらは力学として体系化され，取り扱う対象によって以下のような領域に分類される．

▶1）剛体の力学

物体と力の関係をもっとも簡単にとらえるために，力によって変形しない物体として剛体を考える．剛体に力を加えたときに生ずる運動（位置，変位，速度，加速度，回転など）を考えるのが剛体の力学である．物体にエネルギーを作用させたときの物体の運動や，運動の法則，運動量，エネルギーと仕事など，多くの物理的な概念が含まれる．

▶2）材料力学

材料力学では，物体に外力が作用したときに，材料の内部に働く力と材料の変形との関係や強さ，変形に対する抵抗力などを扱う．

3）流体力学

流体は，力の作用によってその形を変化させることが大きな特徴である．水の流れや空気の流れなどの理解は，循環器系の理論的な考察や呼吸器系の機能の説明に必要である．流体力学に関連した医用機器も多く存在する．体外循環システムや透析装置，人工呼吸器，麻酔器などの構造や動作原理の理解，装置の異常状態の把握と分析など，関連分野が多い．

4）振動と波動力学

音波，超音波などの波に関係する力学である．剛体や弾性体の運動を基礎とした振動解析や，流体を伝わる波動現象が扱われる．超音波診断装置や衝撃波を利用した結石破砕装置の原理など，医療分野での関連機器は多い．

5）熱力学

熱力学は熱に関係する力学である．熱に関係するすべての現象は，熱エネルギーの概念で説明できる．このエネルギーによって発生する力と仕事の関係が熱力学である．

臨床工学技士を目指す者が医用機械工学を学ぶ意味は，少なくとも２つある．１つは，医療分野で用いられるさまざまな機械の原理や構造を理解し，それを正しく操作運用できるようにすることである．おそらく，医用機械工学の本来の目的はこの意味での機械であろう．

これに加えてもう１つ別の大切な意義がある．それは，人の体を機械と同じ観点でとらえ，その機能や動作原理を工学的に説明することである．人体は神秘的にみえるほどよくできている．しかし，人体といえども物理原則からはずれて機能することはできない．生理学的に説明されている事項には物理現象として理解できることが多い．機械工学はこのような理解におおいに役立つ．臨床工学技士を目指す学生は，医用機械工学を単に医学に役立ちそうな機械工学の一部であると考えるのではなく，この教科を通じて工学的なものの見方や考え方を学ぶ素材として活用してほしい．

2 単位の成り立ち

工学的な諸事項を理解するうえで，単位の理解は不可欠である．なぜなら，単位はあらゆる物理現象を説明するとき常に使われる記号であり，この記号こそが物理法則を説明しているともいえるからである．単位の基本的な成り立ちを以下に示すが，医用機械工学の各論に入る前に，単位がどのような物理法則に即したものであるかを学ぶことにする．

単位を理解するためには，前もって関係する物理学的諸事項の理解が必要となるが，ここでは基本的な単位について簡単に説明する．より詳細な解釈については教科書の各項目で再確認してほしい．

1—単位とは

単位は数値の後ろにつけて量を表す記号である．時間の単位である s（秒），長さの単位 m（メートル）など，量のもつ概念を表す．工学で取り扱う単位は物理学的な整合性を基本に構成されている．したがって，エネルギーの単位 J（ジュール）にはエネルギーに関する物理的な意味が存在する．同様に，力の単位である N（ニュートン）や圧力の単位である Pa（パスカル）は力や圧力に対する理解を必要とするので，単位だけ知っていても役に立たない．

2—単位の四則計算

四則とは加，減，乗，除の 4 つである．単位のついた数値の足し算や引き算には特別な注意が必要である．

同じ単位ならばどんな場合にも加減算できるというわけではないが，少なくとも足し算，引き算は同じ単位同士でしか成立しない．原則として，量は加減算では種類・単位が変化しない．単位同士の乗除算を行うと元の単位とは異なる新たな概念を表すことができる．

$A=B$ という式は A と B が等しいと同時に，A と B が同一の単位をもつことを意味する．

$C=\dfrac{A}{B}$ と記述された場合，C の単位は A の単位を B の単位で除したものになる．このように，物理現象の記述では式の形それ自体が現象のもつ意味を示している．

単位のない数値にもいろいろな名称がついてくることがある．たとえば，伸びた長さを元の長さで割った「ひずみ」は単位をもたない比率（倍率）である．

3―国際単位系（SI）

ある量が他の量と本質的に異なる概念をもつ場合，異なった単位が使われる．逆に，ある量と別の量が何らかの形で関係するならば，その関連づけを示す単位を定めなくてはならない．単位は物理的な法則にしたがって合理的にまとめられている．このまとまりを単位系という．

現在，国際的にもっとも広く採用されているのは国際単位系（SI 単位：Le Système International d' Unités）である．SI 単位は物理法則との整合性，単位同士の整合性に加えて実用性に重きをおいて作られている．

SI 単位は 7 つの基本単位をもとに構成されている．

1）長さの単位［メートル：m］

メートルは長さの単位で，世界中で公平な単位として利用できるよう，赤道から北極までの距離の 10,000,000 分の 1 として決められた．現在では基準値の精度を極限まで増すために，「1 m は 1 秒の 299,792,458 分の 1 の時間に光が真空中を伝わる行程の長さである」と改められている．

2）質量の単位［キログラム：kg］

質量の単位キログラムは，これも世界中でもっとも一般的な物質である水を基本に決められた．水は温度によって重さ（質量）が変化するので，もっとも重い水である「4℃の水 1,000 cm^3 の質量を 1 kg とする」と定められ，これに基づいて作られたキログラム原器に等しい量と定義されている．

3）時間の単位［秒：s］

時間の単位は古くから暦として利用してきた太陽暦を基本に，平均太陽日を 1 日としてその 24 分の 1 を 1 時間，その 60 分の 1 を 1 分，さらにその 60 分の 1 を 1 秒としている．

現在では秒を高精度で定義するため，「1 秒はセシウム 133 の原子の基底状態の 2 つの超微細準位の間の遷移に対応する放射の周期の 6,162,631,770 倍の継続時間である」と定義されている．

4）電流の単位［アンペア：A］

電流の単位アンペアは，ほかの基本単位と関係をもつ量として規定されている．定義は，「1 A は真空中に 1 m の間隔で平行におかれた無限に小さい円形断面をもつ無限に長い 2 本の直線上導体に等しい電流を流したとき，それぞれの導体の長さ 1 m ごとに，2×10^{-7} N（ニュートン）の力を及ぼしあう一定の電流である」である．

この定義から，電気的な量と力学的な量とが互いに関与していることがわかる．

5）熱力学温度の単位［ケルビン：K］

温度は熱力学的にはエネルギーの現れとして理解すべきものであるが，一般には熱いとか冷たいなどの指標として日常的に利用されている量である．古典的には水の凍る温度を 0 度（℃），沸騰する温度を 100 度（℃）として 2 つの基準を決め，その間を 100 等分して 1 度の目盛りを定めた．現在では温度とエネルギーとの関係から，温度の最小値をエネルギーの存在しない状態と対応させて，熱力学温度の単位として，「水の 3 重点の熱力学的温度（0℃に相当する）の 273.16 分の 1」を 1 K（ケルビン）と定めている．この定義での最低の温度は 0 K となり，0℃ = 273 K である．

6）物質量の単位［モル：mol］

物質の量の単位は，物質の最小構成要素がわかれば自動的に決めることが

表 1-1　SI 接頭語

倍数	接頭語	記号	倍数	接頭語	記号
10^{24}	ヨタ	Y	10^{-24}	ヨクト	y
10^{21}	ゼタ	Z	10^{-21}	ゼプト	z
10^{18}	エクサ	E	10^{-18}	アト	a
10^{15}	ペタ	P	10^{-15}	フェムト	f
10^{12}	テラ	T	10^{-12}	ピコ	p
10^{9}	ギガ	G	10^{-9}	ナノ	n
10^{6}	メガ	M	10^{-6}	マイクロ	μ
10^{3}	キロ	k	10^{-3}	ミリ	m
10^{2}	ヘクト	h	10^{-2}	センチ	c
10^{1}	デカ	da	10^{-1}	デシ	d

Tips **接頭語**

実用的に扱う物理量のなかには，SI 単位の扱う大きさとかけ離れた大きさの量がある．単位の前にくる数値の桁数を大きくしなくてすむように，SI 単位に 10 の整数乗倍をかけ算する．この倍数として 10^{-24} ～ 10^{24} まで 20 種類の接頭語が用意されている．接頭語は単位ではなく，単位に与えられた倍率である（**表 1-1** 参照）．

できるはずである．しかし，原子の質量は非常に小さな値であり，より実際的な大きさになる物質量を決めるためにはたくさんの原子を集めてこなくてはならない．原子質量をもとに 6.022×10^{23} 個（この数をアボガドロ数という）の原子の重さを測ると，陽子の数＋中性子の数とその質量を g で表した数が等しくなる．モル［mol］は原子をいくつ集めるかを決めたルールであり，1 mol は 6.022×10^{23} 個の原子や分子の集まりのことである．

物質量の単位 mol は相対的な原子質量の値（原子をアボガドロ数だけ集めたときの質量の比）として決められ，^{12}C を基準に，「0.012 kg の ^{12}C に存在する原子の数と等しい数の要素粒子を含む系の物質量である」と定められている．mol を用いるときは，扱う物質の要素粒子が指定されていなければならないが，それは原子，分子，イオン，電子などの粒子や特定の複合体であってもよい．

▶ 7）光度の単位［カンデラ：cd］

光度の単位（カンデラ）はキャンドル（蝋燭：ろうそく）を語源とする．光を放つ部分（光源）がどのくらいの明るさで光っているかを光のエネルギー（単位時間あたり）量として表す．光量は，「周波数 540×10^{12} Hz（波長：555 nm に相当）の単色光を放射する光源の放射強度が 1/683［W/sr］（ワット / ステラジアン）となる光の光度である」と決められている．ステラジアンは立体角を表す無次元の組み立て単位である．

4―組み立て単位

SI 単位における組み立て単位は，物理的な原理にしたがって，基本単位を利用して作ることができる．多くの組み立て単位には固有の名称が与えられている．組み立て単位を考えるには，物理学の基本的知識が必要になる．したがって，単位＝物理法則ともいえる．**表 1-2** は，基本単位を用いて表現される SI 組み立て単位の例であり，固有の名称をもつものともたないものに分けて示した．

Tips

平面角［ラジアン：rad］

平面での角度を表すラジアンは「円の 1 周に相当する角度を 2π とする」もので，半径 1 の円の円周上の弧の長さに対応する中心角を意味する．これは円の半径と円周上のある弧の長さの比と表現できるので，角度を無次元数で表現したことになる．ラジアンを使った角度を利用すると，角度を含む数式の微分や積分をするうえで非常に便利である．また，角速度や角加速度など，回転運動や波動の表現にもよく利用される．

表 1-2　機械工学で扱う SI 組み立て単位の例

固有の単位記号や名称をもたない SI 組み立て単位の例		
量	名称	記号
面積	平方メートル	m^2
体積	立方メートル	m^3
速さ	メートル毎秒	m/s
加速度	メートル毎秒毎秒	m/s^2
波数	毎メートル	m^{-1}
密度	キログラム毎立方メートル	kg/m^3
輝度	カンデラ毎平方メートル	cd/m^2

固有の単位記号や名称をもつ SI 組み立て単位の例				
量	名称	記号	他の SI 単位での表記	SI 基本単位での表記
周波数	ヘルツ	Hz		s^{-1}
力	ニュートン	N		$m \cdot kg \cdot s^{-2}$
圧力，応力	パスカル	Pa	N/m^2	$m^{-1} \cdot kg \cdot s^{-2}$
エネルギー，仕事，熱量	ジュール	J	N・m	$m^2 \cdot kg \cdot s^{-2}$
工率	ワット	W	J/s	$m^2 \cdot kg \cdot s^{-3}$
摂氏温度	セルシウス度	℃		K
光束	ルーメン	lm		cd・sr
照度	ルクス	lx	lm/m^2	$m^{-2} \cdot cd \cdot sr$
角度（平面角）	ラジアン	rad		

1）力の単位［ニュートン：N］

力はいろいろな定義が可能であるが，物理的な法則として，「ある質量をもった物体に力を与えると力に比例した加速度が生ずる」ことが知られている．この法則に当てはめると力の単位ができる．力は質量と加速度の積で表されるので，力の単位＝質量×加速度の単位となる．加速度の単位は速度÷時間，すなわち $\dfrac{\left(\dfrac{m}{s}\right)}{s} = \dfrac{m}{s^2}$ なので，力の単位は $kg \cdot m/s^2$ となる．このまま単位として表記できるが，固有の名称である N（ニュートン）が使われる．1 N の大きさは「質量 1 kg の物体に 1 m/s^2 の加速度を与える力」と定義される．

▶2）エネルギーの単位［ジュール：J］

エネルギーの単位は力学的エネルギーを基本に決められている．エネルギーの変化を工学的に「仕事」とも表現する．仕事の単位は力の単位×距離（長さの単位）である．仕事の単位はエネルギーの単位と等しく，エネルギーの単位としてJ（ジュール）という固有の名称が与えられた．1Jは「1Nの力で物体を1mの距離だけ力と同じ方向に移動させるエネルギー」となる．

▶3）圧力の単位［パスカル：Pa］

固体表面に加わる圧力は，接触面積あたりの力の大きさとして定義される．したがって，圧力の単位は，力の大きさの単位Nと面積の単位m^2を用いてN/m^2と表される．また，N/m^2の略号Pa（パスカル）が，圧力の単位として用いられている．

一方，気体や液体の内部に発生する圧力は，体積あたりの力学エネルギーとして定義されるので，固体表面に加わる圧力とは定義が異なる．力学エネルギーの単位がNmで体積の単位がm^3であるから，圧力の単位はN/m^2（略号Pa）となり，いずれの定義による場合も同じである．

5―ディメンション

SIは独立した基本単位に基づいて，整合性のとれた組み立て単位を構成している．一方で，単位をまったく抜きにして，長さ，質量，時間といった基本的概念だけでも物理現象の整合性は説明できる．この基本的な要素をディメンション（次元）という．次元は要素がそれぞれ独立した概念であって，それがどんな単位をもってもかまわない．

たとえば，長さをL，質量をM，時間をTで表せば，力は［$L \cdot M/T^2$］または［$L \cdot M \cdot T^{-2}$］となる．圧力は［$L \cdot M^{-1} \cdot T^{-2}$］となり，エネルギーについても同様に［$L^2 \cdot M \cdot T^{-2}$］で表すことができる．このように，物理現象を基本的なディメンションの組み合わせで表現すれば，個々の要素の単位がどのように決められていようとも，その単位系による数値を計算することができる．臨床工学技士の働く現場でも，すべての量がかならずしもSIで表示されているとはかぎらない．実際に，圧力などはPaだけでなく，mmHgやcmH_2O，kgf/cm^2など，分野によっていろいろな単位が共存しているのが現状である．このような状態でも，単位の変換が必要な場合にはディメンションの概念に戻って変換をしてみるとよい．

3　力とは何か

1—力の定義

力は「物体の運動状態を変化させるもの」であり，逆にいえば，物体が運動を変化させるときには力が働くことになる（**図 1-1**）．

力が作用しても，実際には目にみえる運動を起こさないこともある．このような場合でも，力による物体の変形は運動を基本原理にして定義された力と，作用反作用の法則などの基本法則を使って説明することができる．

2—基本的な力

日常的に観察される物体に働く力は，物体の接触によって働く力（物体を押したり引いたりする力，抗力，摩擦力，ばねなどによる弾性力）と物体同士の接触がなくても働く力として重力や電磁力などの場の力がある．物体の接触による力も，本質は電磁力の作用である．物体全体が電気の力を受けて運動するわけではなく，接触面で，分子より小さい物質に働く力である．

電磁相互作用によって生ずる分子間力によって，物体は構造としてのまとまりをもつことができる．ふつう観察される物体はこの電磁力によってその形が保持され，同時に，この力によって相互作用をする．この力は作用反作用の法則にしたがうので，結果として，われわれが日常的に観察できる物体

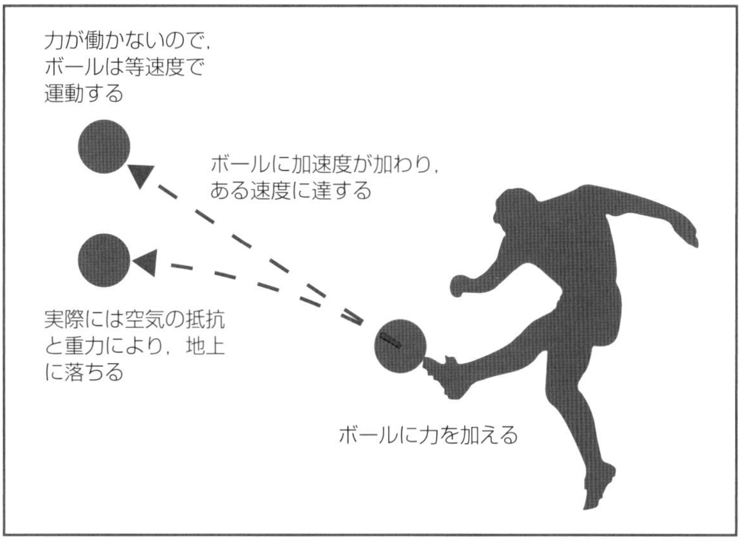

図 1-1　力と運動

同士の接触によって生じるさまざまな現象を作りだしている．

3—ニュートンの運動の法則

ニュートンは，力と運動の関係を３つの法則で表した．

1）第１法則（慣性の法則）

物体に外部から力が働かないとき，物体はその運動状態を変化させることはない．静止している物体はその状態にとどまり，動いている物体はその動きを変化させず，一直線上の一様な動きを続ける．この法則は慣性の法則とも表現される．

2）第２法則（運動の法則）

物体に力を加えると物体の運動状態は変化する．運動状態の変化とは物体の速度の変化であり，これを加速度という．ニュートンの法則によれば，物体の加速度はその物体に働く力に比例し，物体の質量に反比例する．加速度の方向は力の方向と一致する．

この法則は運動の法則ともよばれる．物体に複数の力が同時に作用する場合，力は合力（物体に加わる正味の力）として扱われる．複数の力が同時に作用すると，全体として個々の力の和が現れる．力は方向と大きさをもつベ

Tips

ニュートン力学は無意味になった?!

力が「運動」との関係として説明されているので，力と同時に物体の運動とは何かと定義しなければならない．この運動の定義において，ニュートンによって確立された古典的な物理学と 20 世紀以降の物理学とで基本的な認識の相違がある．物理学上の運動とは物体が移動することをいうが，移動するためにはその物体の存在する空間が不可欠であり，また，運動を記述するためには移動に要する時間も必須の要素である．

ニュートンの考えた世界では，宇宙全体を含む絶対的な空間が存在し，どんな物体も，そのなかの決められた位置にあるとしている．また，時間はこれとは独立に，宇宙のどこにあっても同一の時間経過が進行すると考えた．この考え方はわれわれの日常的な経験とも合致しており，ひとつの考え方として妥当なものと理解されてきた．

しかし，光や電磁波について研究が進むにつれ，ニュートンの定義では説明できない現象が指摘された．アインシュタインは「特殊相対性理論」および「一般相対性理論」を発表し，空間と時間とが絶対的なものでないことを示した．相対性理論は真空中の光速度を絶対的な基準とするもので，空間や時間は絶対的なものではなく，運動状態によって変化する要素となる．また，これとは別に，不確定性理論を含む量子力学などの新しい考え方も確立され，核反応や宇宙論などの理論はこれらの考え方なしには成立しない．

それでは，ニュートンによる力学体系はまったく無意味になったのかといえば，かならずしもそうではない．少なくとも，地球上で目にみえる物や乗り物など，人間の作り出した構造物の運動を考えるうえでは，ニュートンの法則にしたがった計算でほとんど問題が生じない．日常的に経験できる運動やエネルギーの作用は多くの場合，ニュートンの力学で問題なく計算することができる．ニュートンの力学は近似的な（通常は相当正確な）力学の体系であると考えてよいだろう．

クトルであるので，合力の大きさは，単純に力の大きさの和にはならず，ベクトルの和となる．

▶3）第3法則（作用反作用の法則）

力はそれ自体が空間上に単独に存在するものではない．ある物体に力を加えるためには何らかの操作で力を作りだし，対象となる物体に作用させる．力とは物体と物体の間に働く相互作用であり，たとえば，飛び上がるために地面を蹴るとき，脚で地面を押すために力を働かせる．そのとき，脚は体を地面から飛び上がらせるのに必要な力を地面から受ける．

ニュートンの法則によれば，1つの物体Aが他の物体Bに力を及ぼせば，同時にその物体Bは物体Aから大きさの等しい反対向きの力（反力）を受ける（**図1-2**）．これを作用反作用の法則とよぶ．どのような力の作用に対しても，力は作用と反作用の一対の力として現れる．この両方の作用によって，2つの物体は相互作用を示すことになる．手で壁を押せば，壁は手を押し返す．機械の設計では，動かそうとする部分とそれによって動かされる部分が組み合わされる．ある部分を動かすための部品は力を及ぼすと同時に反作用となる力が加わってくる．このため，大きな力を作用させるためには，反作用によって壊れないように，その部品の強度を大きくしなくてはならない．

図1-2　作用と反作用

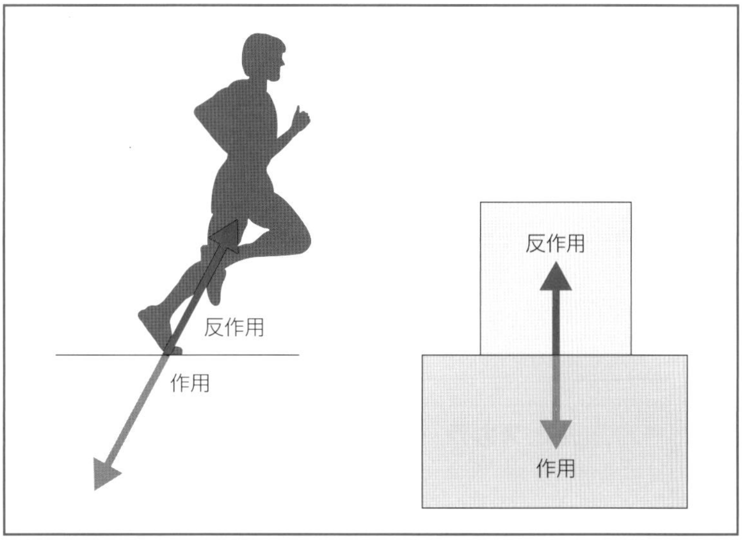

4 力の数式的取り扱い

力は大きさだけでなく方向をもつ．このような量をベクトルという．大きさだけをもつ量はスカラーという．

スカラーの計算では単純な和と差の法則が成立するが，ベクトル量の計算では大きさと同時に方向に対しての計算が必要となる．ベクトルは量を $\vec{A}$，$\vec{B}$ のように表記する．**図 1-3** のように 2 つのベクトル $\vec{A}$，$\vec{B}$ があるとき，$\vec{C} = \vec{A} + \vec{B}$ となるベクトルの加法を考える．

それぞれのベクトルの基点をそろえて，2 つのベクトルを 2 辺とする平行四辺形を作図して，基点とその対角線を結んで合成ベクトルを作る．この合成ベクトル $\vec{C}$ が $\vec{A} + \vec{B}$ である．

平行でないベクトルの合成は，この方法で簡単に行うことができる．しかし，大きさのある物体に複数の力が作用する場合に，力のベクトルを任意の場所に平行移動することはできない．それぞれの力はベクトルの方向に沿って（この線を作用線という）移動させなくてはならない．**図 1-4** に示したように，それぞれのベクトルを移動してその合力を求める．このとき，力が作用する点（作用点）は新しく作られた基点（合成された作用点）へと移動したことになる．

この考え方を逆に使って，1 つの力を複数の力に分解することもできる．たとえば，$\vec{C}$ が与えられていた場合，$\vec{C} = \vec{A} + \vec{B}$ となるような $\vec{A}$ や $\vec{B}$ を任意に考えることができる．力が有効に働く方向を考えるときなど，決められた方向に作用する力の大きさを求める場合に利用できる．

しかし，この考え方では作用線の異なる平行な力は合成できないことになる．これは，作用点が 1 つに決まらないためで，このような力が物体（剛体）に作用すると物体には回転運動が生ずる．このような力の関係を偶力という．

Tips　ベクトルとスカラー

力だけでなく，変位，速度，加速度，運動量，力積などはすべてベクトルである．これに対して長さ，距離，速さ，仕事，エネルギー，時間，質量，電荷のような量は，大きさだけをもつのでスカラーとなる．

図 1-3　ベクトルの加法（力の合成）

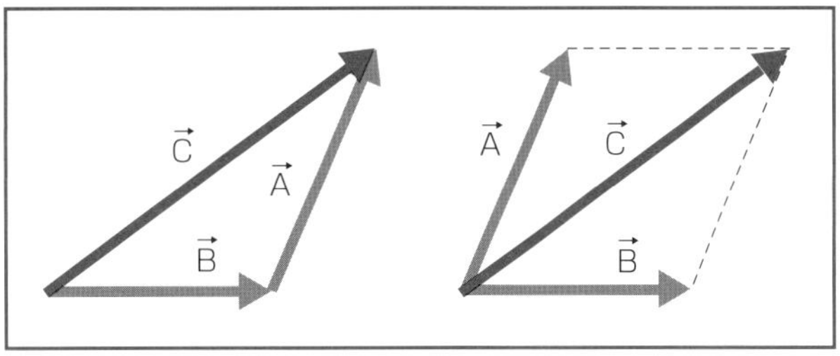

図 1-4　剛体に作用する平行でない力の合成

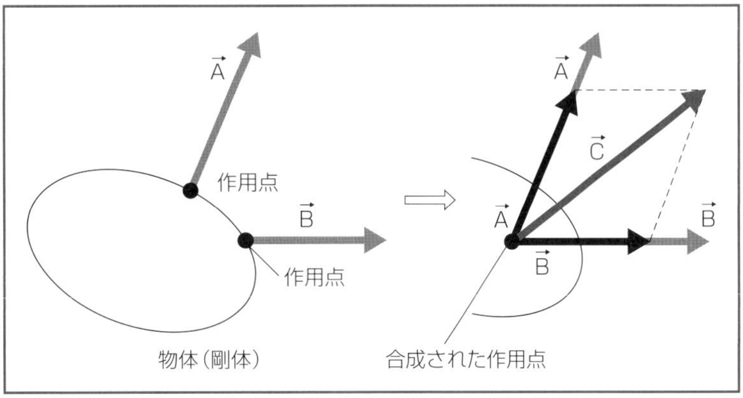

5 摩擦力

水平面に置かれた物体に対して水平方向に加える力を大きくすると，この大きさがある値をこえたときに物体は動き出す．物体が動く直前の静止摩擦力を最大静止摩擦力という．物体が動いているときにも，物体を押したり引いたりする力に加えて，依然として摩擦力が働いている．このときの摩擦力は静止摩擦力と大きさが異なるので，これを区別して動摩擦力とよんでいる．一般に，動摩擦力は最大静止摩擦力に比べ小さい．

摩擦による力は，接触面の状態と面に押しつけられる力の 2 つが関係する．物体が面の上に置かれたとき，面に垂直な方向に物体が受ける力を垂直抗力という．垂直抗力は，物体が面に押しつけられる力に対する反作用である．

実験的に，摩擦力は垂直抗力に正比例することが知られている．**図 1-5** に示すように，面の上で静止している物体を動かすときに観察される最大摩擦力を F_s とすると，垂直抗力 N との間に，

図 1-5　静止状態での摩擦力

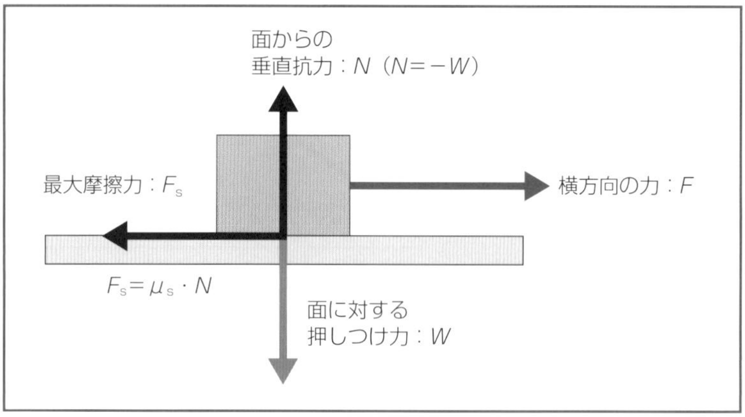

$F > F_s$ となったときに物体が動き始める．

$$F_s = \mu_s \cdot N \tag{1-1}$$

の比例関係が成立する．このときの比例係数 μ_s を静止摩擦係数という．

物体が動いている場合にも摩擦力は存在する．力を加えて物体をゆっくりと動かしているとき，動摩擦力 F_d と垂直抗力 N との間には，

$$F_d = \mu_d \cdot N \tag{1-2}$$

の関係が成り立つ．比例係数 μ_d を動摩擦係数という．

静止摩擦力，動摩擦力のいずれについても垂直抗力 N は変わらないが，摩擦係数は等しくならない．一般に $\mu_s > \mu_d$ である．動いているときの方が摩擦は小さくなる．

物体が滑らずに転がる場合，摩擦力は滑りの摩擦力に比べずっと小さい．「ころ」や車輪，ボールベアリングなどは，滑り摩擦を転がり摩擦に変えて摩擦力を軽減する効果をもたせるために考えられた機構である．

6 質点と剛体に働く力の釣り合い

1—質点と剛体

力の作用を簡単に表現するため，作用する点の大きさがなく，質量だけを考えるとき，この点のことを質点という．

質点は大きさがないので，作用する力はすべてこの点を通るベクトルで表

図 1-6　剛体に加わる力のモーメント

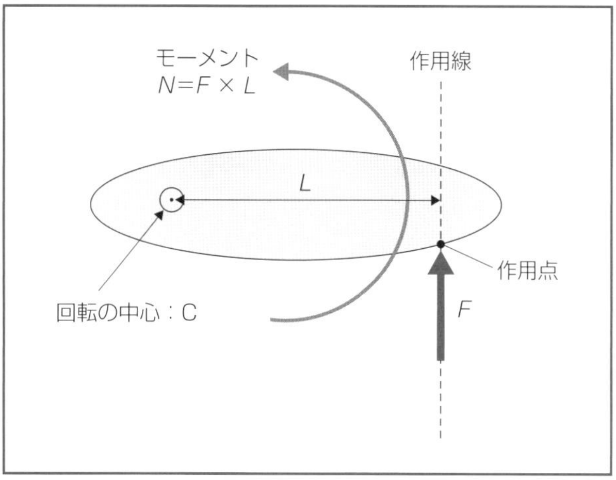

現できる．これに対して，大きさと質量をもつ物体を考えて，力を受けても形が変わらないような物体を剛体とよぶ．一般に，物体は力を加えると変形するが，力の作用を簡単に説明するために，変形しない物体を剛体と定義している．剛体では，複数の力が作用したとき，物体自体が回転することを考慮する必要がある．

2—力のモーメント

剛体に複数の力が作用したときの状態を考える場合は，力の加わる場所を固有の質点と考え，複数の質点のそれぞれの間隔が一定であるとみなす．それぞれの質点に加わる力が平行でない場合には，力を合成して1つの合力を作ることができ，力の作用する点が作用点となる．しかし，物体（剛体）のある点を固定して任意の点に力を加えると，その物体は回転する．物体を回転させる働きは，力の大きさと方向，力の作用する位置によって異なる．

物体をある点の周りで回転させる働きのことをモーメントといい，回転の中心を特定してその点の周りのモーメントとして記述する．工学の分野では，軸にかかる回転力としてモーメントのことをトルクということがある．呼び名が違うだけで意味は同じと考えてよい．モーメントは回転の能力（回転能）を表しているので，簡単に「回転力」と考えてよい．**図 1-6** のよう

Tips　変形する物体

一般的な物体は力の作用で変形し，弾性体や塑性体とよばれる．弾性体とは，力を加えると変形するが，力を取り除けば元の形に戻る性質をもつ物体のことを指す．これに対して塑性体とは，力を加えると変形し，力を取り除いた後もその変形した形を保つような性質をもつ物体のことを指す．

に，任意の形状をした剛体のある点を回転だけが許されるように固定し，この点以外の場所から適当な方向に力を加えたとする．回転の中心をCとして，Cから力の作用線までの距離（垂線の長さ）Lのことをモーメントの腕の長さという（単に腕の長さと表現することもある）．

回転を起こす作用する力 F は腕に対して直角方向に向いている．このとき力のモーメント N は，

力のモーメント＝力の大きさ×腕の長さ

と定義でき，

$$N = F \times L \tag{1-3}$$

の大きさをもつ．モーメントは大きさだけでなく，回転の方向性ももっている．

3—平行な力の合成

モーメントを利用すると，平行な力の合力が説明できる．**図 1-7** のように， 剛体の上に作用点AとBをもつ平行な力 F_1 と F_2 を考える．この力の合力 F が存在するとして，この合力の始点を線分AB上のある点Cに置く．同じ点を始点として方向を逆にした力 F' を考えると，F' と F_1，F_2 の3つの力の合力は釣り合うことになる．

F' と F_1，F_2 の3つの力の合力は釣り合っているので，点Cの周りのモーメントも釣り合うことになる．ここで，左回りの回転を正のモーメント，右回りの回転を負のモーメントと考える．AC間の距離を p_1，BC間の距離を p_2 とすると，C点の周りで F_1 によるモーメントの大きさは $F_1 \times p_1$，F_2 によるモーメントの大きさは $-F_2 \times p_2$ となり，2つのモーメントは回転の向きが逆なので，C点で釣り合うとすれば，それぞれのモーメントの大きさは等しくなる．したがって，

$$F_1 \times p_1 + F_2 \times p_2 = 0 \tag{1-4}$$

となる．同様に，A点の周りのモーメントを考えると，

$$F' \times p_1 + F_2 \times (p_1 + p_2) = 0 \tag{1-5}$$

が成立する．また，B点でのモーメントの釣り合いから，

$$F' \times p_2 + F_1 \times (p_1 + p_2) = 0 \tag{1-6}$$

図 1-7　平行な力の合成

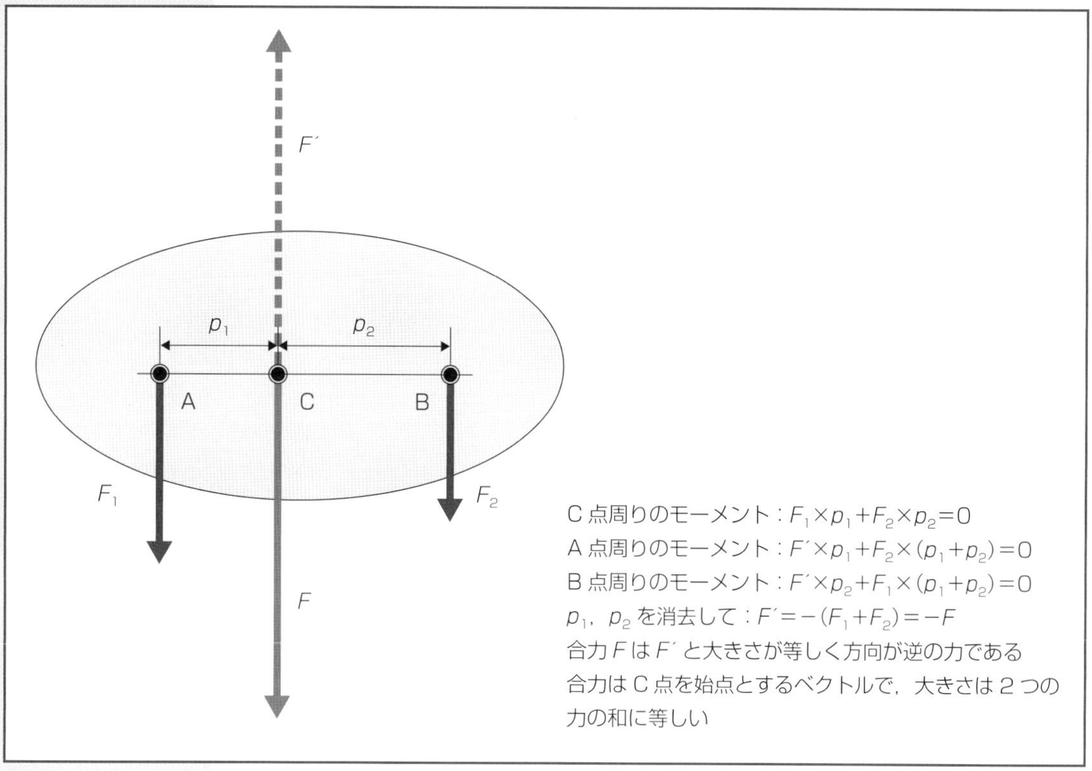

が成り立つ．

式（1-5），式（1-6）をそれぞれ加えると，

$$F' + (F_1 + F_2) = 0 \qquad (1\text{-}7)$$

が導かれる．

以上の考察から，F_1 と F_2 と釣り合う力の大きさ F' は，式（1-7）のようにそれぞれの力の大きさの和となる．また，始点の位置 C は，式（1-6）から，線分 AB を A 点を基準に $F_2 : F_1$ に内分する点となる．したがって，F_1 と F_2 の合力 F は，F' と始点が等しく反対方向の力になる．

以上をまとめると，同じ向きで平行な力の合力は，

a）大きさ：2 つの力の大きさの和

b）方向：2 つの力と同じ

c）作用点：2 つの力の作用点間を 2 つの力の大きさの逆比に内分する点となる．反対向きに平行な力の場合の合力は，

d）大きさ：2 つの力の大きさの差

e）方向：大きい方の力と同じ

図 1-8　てこと滑車の働きとモーメントの釣り合い

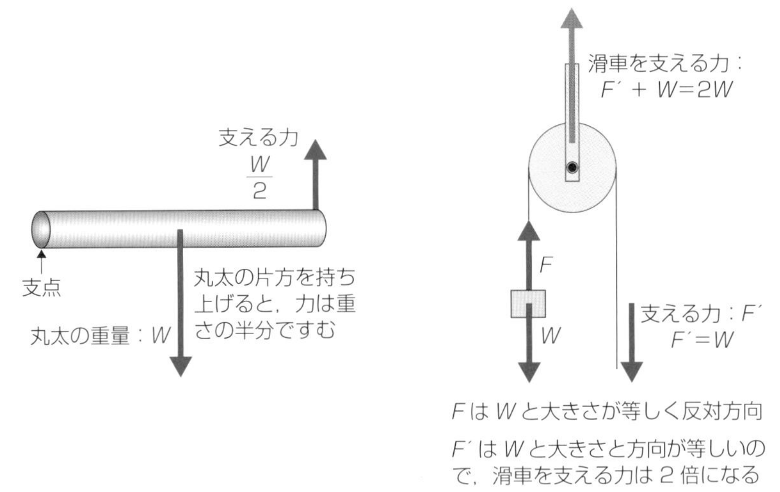

(a) てこの原理とモーメントの釣り合い　　(b) 滑車の働き

f ）作用点：2 つの力の作用点間を 2 つの力の大きさの逆比に外分する点となる．

大きさが等しく互いに平行で向きが逆の力の合力では，合力の大きさは 0 となる．大きさのない力は何の作用もしないように思えるが，モーメントについて考えると，2 つの力による回転モーメントは同じ方向の回転を起こす．モーメントについては釣り合うことがないので，物体は 2 つの力が働く点の中点を中心として回転する．このときのモーメント N は，2 つの力の作用線間の距離を p とすると，$N = F \times p$ となる．

4―剛体の釣り合いに必要な条件

前述した考察から，剛体に力の釣り合いが成立するために，以下の条件が必要となる．

a ）合力が 0

b ）任意の点の周りでモーメントの総和が 0

てこや滑車はこの原理を利用したものである．**図 1-8 a** のように，地上に寝かせた重さ W の丸太の片方を手で支えて持ち上げる場合，丸太の重量が中央部に集中しているとすると，地面と接している点の周りのモーメントの釣り合いから，丸太を支える力は $\dfrac{W}{2}$ となることがわかる．

滑車は，回転できる円の周りにひもを回して力を伝える道具である．滑車は力の作用する方向を変えることができるが，モーメントの効果を使って対

図 1-9　剛体の重心

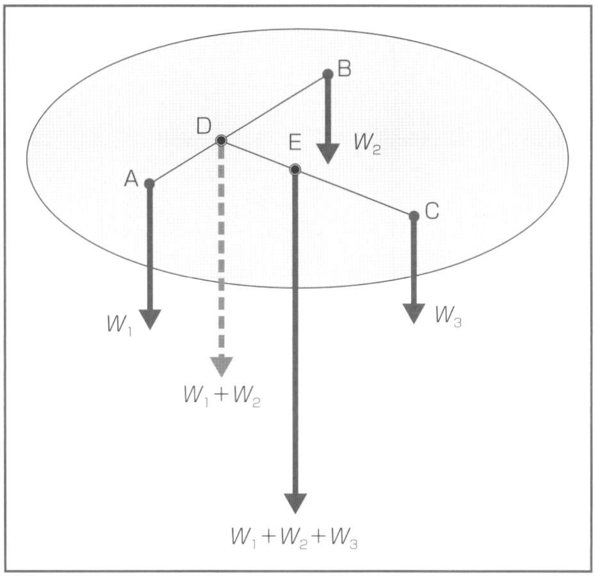

象に対して作用させる力の大きさを変えることもできる（**図 1-8 b**）.

—重心と安定性

大きさのある物体が重力による力を受けるとき，物体には各部に作用する力の合力が働く．重力は物体に対して平行で同じ向きに働くので，これら合成することによって，合力の作用点を決めることができる．この点を重とよぶ．物体が一様の構造で成り立っているときには，重心点は図形的なと一致する．

図 1-9 のように，物体が3つの部分（質点）からなるとして，各部分の重力による力（重さ）を W_1，W_2，W_3 としよう．それぞれの作用点を A，B，C とすると，重心は三角形 ABC を含む平面内にある．W_1 と W_2 の合力はその大きさの逆比で AB 間を内分した点 D を作用点として，大きさは $W_1 + W_2$ となる．さらに，この合力と W_3 の合力を求めると，作用点は DC 上にあって，$W_1 + W_2$ と W_3 の逆比で内分した点 E となる．重心での合力の大きさは，$W_1 + W_2 + W_3$ となる．

重心動揺計はこの理論に基づいて，身体を平面上に乗せて3カ所で荷重を測定する．測定位置とそれぞれの荷重の大きさから，重心の位置が逐次計算される．装置の上で，体の重心位置が時々刻々と変化する様子を記録すると，姿勢の制御能力を分析することができる．

重力によるモーメントの釣り合い，すなわち重心の位置は自立した物体の安定性にかかわっている．ある底面で直立している物体が倒れないために

図 1-10　傾いた物体に働くモーメント

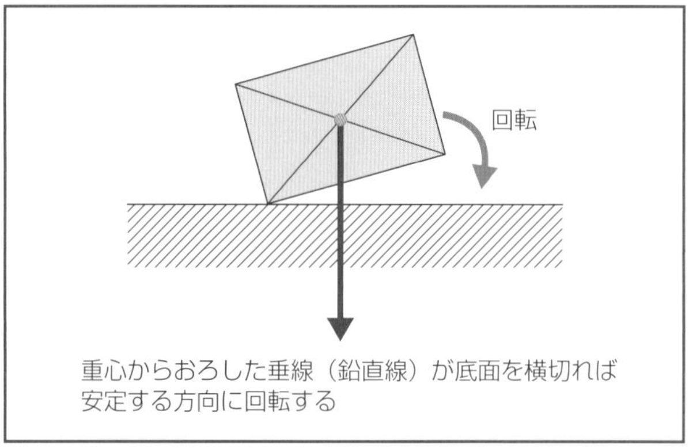

は，重心を通って，真下にのばした鉛直線が物体の底面の中になくてはならない．**図 1-10** のように，何らかの力で物体が傾いて，底面の端で支えられている場合でも，重心の鉛直線が底面の範囲内にあれば，モーメントによる回転は物体を元の自立した位置へ戻す動きを起こす．このことから，物体の安定性を増すためには，底面をできるだけ広くする，または重心の位置をできるだけ低くすることが効果的であることがわかる．

7 力と運動

ニュートンの第 1 法則（慣性の法則）によれば，物体に外部から力が働いていないとき，元の運動状態を変化させることがない．すなわち，静止している物体は静止し続け，ある速度で移動している物体はその速度での運動を

Tips　やじろべえ

やじろべえというおもちゃは，下の方向に向けた長い手の先におもりをつけて，人形の足先を支えている支点より重心の位置を低くしてある．重心の位置が低く，きわめて安定性の高い構造をもつので，どんなに傾けても支点周りのモーメントは重心点を元に戻す方向に働き，倒れてしまうことはない．

起き上がり小法師という小さなおもちゃは，逆に，倒したときに重心位置が底面を外れた高い位置になるように作ってある．倒した状態では安定を保つことができず，重力の作用によって自然に元に戻る．

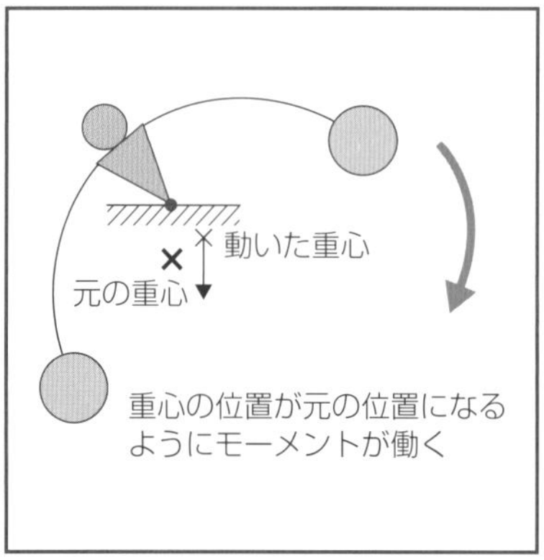

続ける．

力が物体に作用すると，物体は質量に反比例した加速度を生ずる．ニュートンの第２法則（運動の法則）によれば，質量 m の物体に生じる加速度 a は，物体に作用する合力 F の向きと同じ方向に生じ，加速度の大きさは力の大きさに比例し，質量 m に反比例する．

1―運動方程式

ニュートンの第２法則によれば，物体の加速度はその物体に働く力に比例し，物体の質量に反比例する．この定義にしたがって忠実に力 F を記述すると，

$$a = \frac{k \cdot F}{m}$$

となる．ただし，a は加速度，m は物体の質量を表す．k は比例係数であるが，F をＮ（ニュートン：力の単位）で表すと，$k = 1$ となり，

$$F = m \cdot a$$

と簡単な式で示すことができる．この式を運動方程式という．

2―等速度運動（等速直線運動）

速度はベクトル量なので，速度が一定であれば運動の方向には変化がない．したがって，等速度運動は直線運動（等速直線運動）となる．等速度運動は運動の状態に変化が起こらないので，力の作用のない運動である．

等速度運動では，速度 v で時間 t だけ運動が続くと，その間の変位 x は，

$$x = v \cdot t \qquad (1\text{-}8)$$

となる（**図 1-11 a**）．

3―等加速度運動

質量 m の物体に一定の力 F を作用させると，質量に反比例した加速度 a が生ずる．一定の力を加え続ければ，常に等しい加速度が生ずるので物体は等加速度で運動する．加速度は速度 v の時間に対する変化なので，速度は一定の割合で変化する．時間の経過 Δt に対する速度の変化を Δv とすると，加速度 a は，

$$a = \Delta v / \Delta t \qquad (1\text{-}9)$$

である．加速度 a は一定の値をもつので，はじめの速度を 0 として時間が t

図 1-11　等速度運動（等速直線運動）と等加速度運動

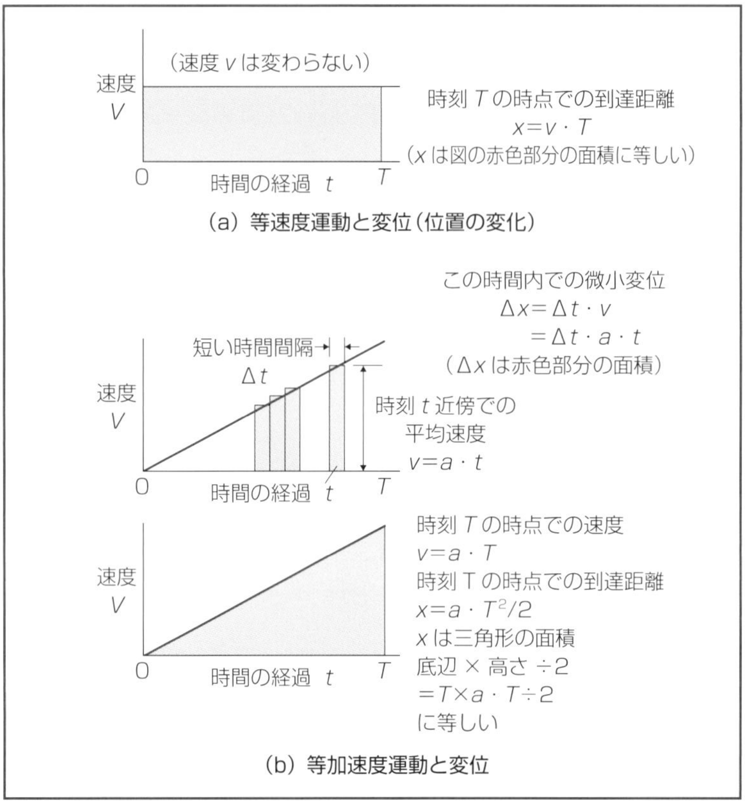

だけ経過したときの速度 v は,

$$v = a \cdot t \tag{1-10}$$

となる.

速度は時々刻々と変化するので，変位は時間の経過につれ大きくなる．ある時間 t の前後に時間間隔 Δt を定義する．このときの速度は厳密には一定ではないが，時間間隔 Δt が非常に短いとき，そのときの速度を式（1-10）を用いて平均的に $v = a \cdot t$ とすることができる．この間の変位 Δx は速度 v に時間間隔 Δt を乗じて,

$$\Delta x = \Delta t \cdot v = \Delta t \cdot (a \cdot t) \tag{1-11}$$

となる．この結果を図示すると，変位 Δx は底辺を Δt，高さを v（$a \cdot t$）とした長方形の面積に等しくなる（**図 1-11 b**）．運動が時間 0 から T まで続くとすると，変位 x はこの間に生じる微小変位の総和で表すことができる．変位 x は小さな長方形の面積の総和，すなわち図の三角形の面積に等しくなる．三角形の面積は底辺×高さ÷2であるので，時間が T だけ経過した

時点での速度を $v = a \cdot T$ とすると，時間 T の間の移動距離は，

$$x = T \times (a \cdot T) \div 2$$

$$= \frac{a \cdot T^2}{2} \qquad (1\text{-}12)$$

となる．

物体が重力により落下する運動は一定の重力加速度 g が作用するので，等加速度運動となる．物体が h［m］の高さから落下する場合，要する時間 T［s］は，式（1-12）より，

$$T = \sqrt{\frac{2h}{g}}$$

となる．重力加速度 g［m/s^2］が一定であるから，地上へ到達したときの速度 v［m/s］は，

$$v = \sqrt{2gh} \qquad (1\text{-}13)$$

となる．たとえば，10 m の高さから物体を落としたときの衝突時の速度 v は，式（1-10）より $v = g \cdot T$ となり，14 m/s（時速約 50 km に相当）であることがわかる．

3—放物運動

図 1-12 a のように物体を地面と平行に放り投げると，物体は横に移動しながら落下する．この運動では，横方向（地面と平行な方向）に対しては運動中に力が加わらない．この方向への速度は慣性の法則によって維持される．これに対して，地面方向には重力の作用で加速度運動が生じ，落下する．物体の速度はこの 2 つの速度の和（ベクトルの和）となるので，はじめは横方向の速度が大きいが，時間の経過につれて次第に下方への運動に変化する．

次に，地上から物体を斜めに放り上げた場合を考える．**図 1-12 b** のように初速度 v で角度 θ の方向に物体を放ると，横方向の運動は初速度の横方向成分である $v \cdot \cos\theta$ の等速度運動となる．一方，上下方向の運動では初速度（$v \cdot \sin\theta$）が重力による加速度によって減速するので，時間 t が経過した時点での速度は $v \cdot \sin\theta - g \cdot t$ となる．この速度は，時間 t がある値をこえると負の値となる．すなわち，上方へ移動していた物体は高さが最大となった後に下方へと運動の向きを変える．最高点に達する時間 T_1 は上下方向の速度が 0 となるときで，$T_1 = (v \cdot \sin\theta)/g$ となる．この後，物体はさらに同じ時間を経過して地上に衝突する．したがって，物体が空中にある

図 1-12　放物運動（一定の重力の下での物体の運動）

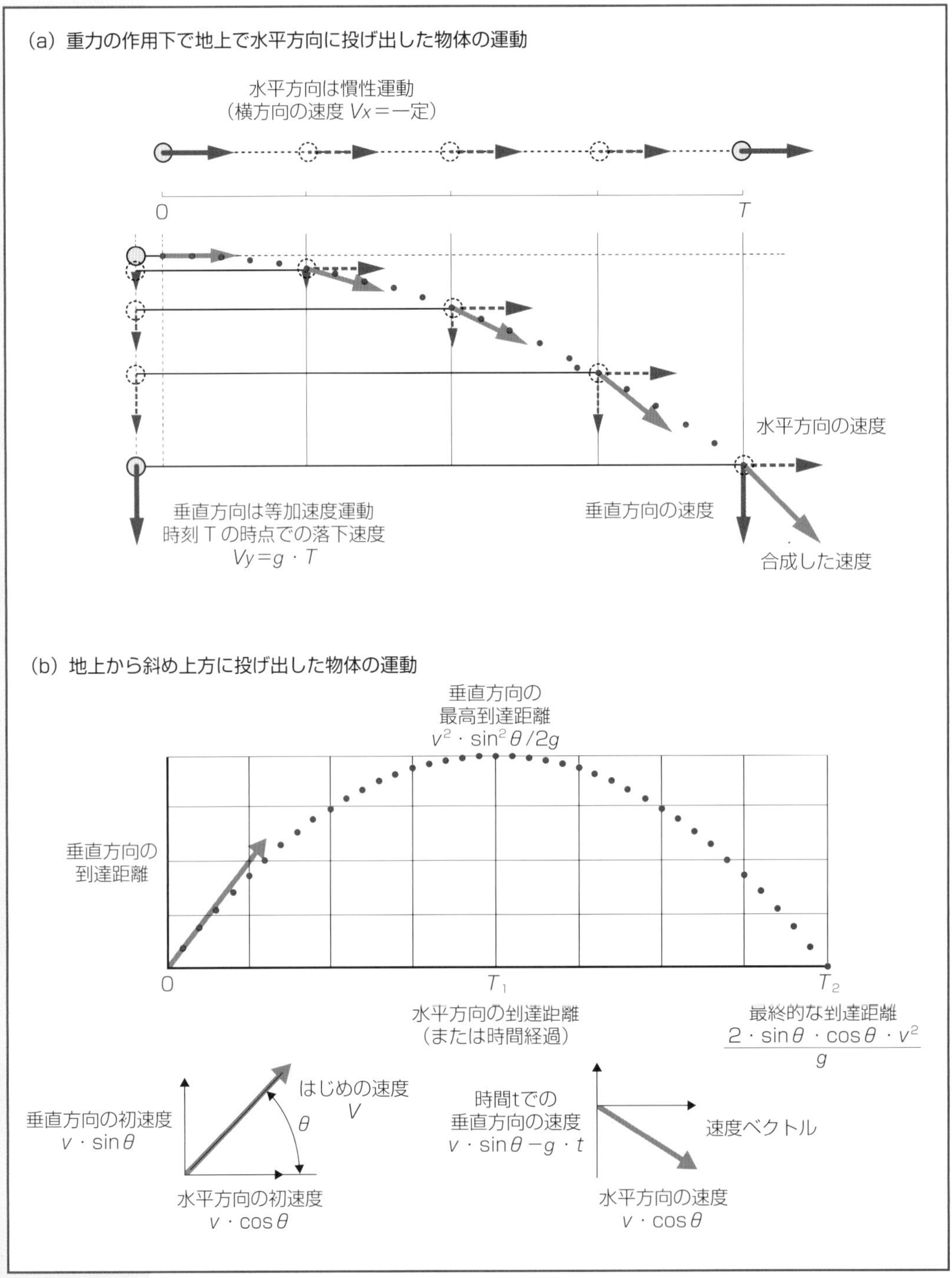

時間 T_2 は $2\times T_1$ となる．この間の横方向への移動距離 x は，

$$
\begin{aligned}
x &= v\cdot\cos\theta\cdot T_2 \\
&= v\cdot\cos\theta\cdot(2\cdot T_1) \\
&= v\cdot\cos\theta\cdot\frac{2\cdot v\cdot\sin\theta}{g} \\
&= 2\cdot\sin\theta\cdot\cos\theta\cdot\frac{v^2}{g}
\end{aligned}
\qquad (1\text{-}14)
$$

となる．

三角関数の加法定理を利用して $\sin 2\theta = 2\cdot\sin\theta\cdot\cos\theta$ を代入すると，

$$
x = \frac{\sin 2\theta\cdot v^2}{g} \qquad (1\text{-}15)
$$

が得られる．$\sin 2\theta$ がもっとも大きくなる角度は 2θ が 90 度のときであり（$\sin 2\theta = 1$），$\theta = 45$ 度の角度で放ると物体がもっとも遠くまで到達する．SI では角度を弧度法（rad：ラジアン）で表現するので，これを使うと，$\theta = \dfrac{\pi}{4}$ のときに最大到達距離 $\left(\dfrac{v^2}{g}\right)$ が得られる．

4―円運動

1）円運動における速度と加速度

物体がある点を中心に周回する運動を円運動という．物体がある円の円周上を一定の速さで周回する運動を等速円運動という．正確な表現をすると，円運動では速度の方向が常に変化するので，等速度とはいえない．しかし，一定時間ごとの回転角度が変わらない円運動のことをわかりやすく等速円運動と表現することがある．

図 1-13 に，等速円運動の運動状態を示した．円運動では，速度や加速度の向きが常に変化するので，誤解を避けるために速度と加速度をベクトルで表記した．物体が半径 r の円周上を速度 $\vec{v}$ で運動しているとき，$|\vec{v}|$ が一定であれば，ベクトルの基点を円の中心におくと，速度 $\vec{v}$ はこの点を中心に回転することになる（**図 1-13 a**）．物体の円運動の周期は円周が $2\pi r$ なので，

$$
T = \frac{2\pi r}{v} \qquad (1\text{-}16)
$$

となる．同様に速度 v［m/s］も同じ周期で回転するので，

図 1-13　等速円運動

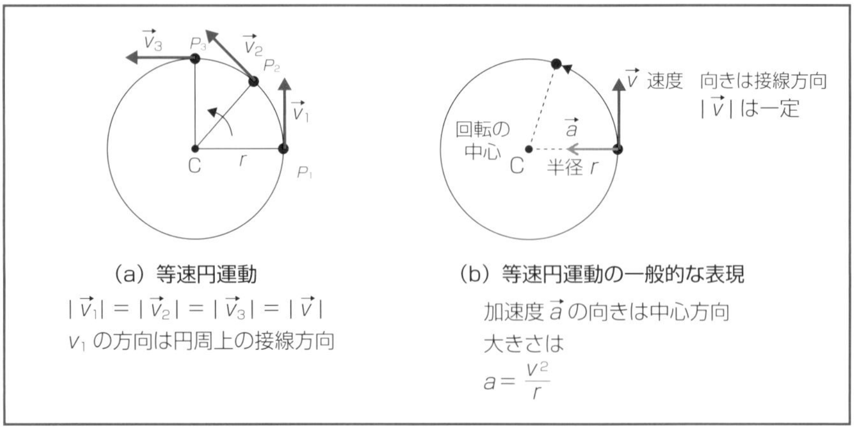

$$T = \frac{2\pi v}{a} \qquad (1\text{-}17)$$

となる．式（1-16），式（1-17）で T は等しいので，

$$a = \frac{v^2}{r} \qquad (1\text{-}18)$$

が得られる．

図 1-13 b に示すように，等速円運動では運動中の速度と加速度の大きさは不変で，速度の向きは運動している円の接線方向に，加速度の向きは常に中心に向いている．質量をもつ物体に加速度を与えるのは力である．この力を向心力または求心力という．物体にひもをつけて円運動をさせると，物体にはひもの張力として向心力が働く．

式（1-18）より，向心力の大きさ F［N］は回転する物体の質量 m［kg］に比例して，

$$F = \frac{mv^2}{r}$$

となる．

▶ 2）角速度

円運動では，回転の速度を角速度として表す．このとき，角度は弧度法による単位 rad を用いるので，角速度の単位は rad/s となる．角度自体が長さの比（rad は中心角に対応した円弧の長さを半径で割った値）で表されているので，半径 r の円周上を単位時間 t に θ だけ回転する物体の移動距離は $r \cdot \theta$ になる．回転の速度 ω は，

$$\omega = \frac{\theta}{t} \tag{1-19}$$

になる．このωを角速度という．

角速度を使って円運動を表現すると，運動の速度 v と加速度 a の大きさはそれぞれ，

$$v = \frac{r \cdot \theta}{t} = r \cdot \omega \tag{1-20}$$

$$a = \frac{v^2}{r} = r \cdot \omega^2 \tag{1-21}$$

となる．

遠心力の大きさは，

$$F = mr\omega^2$$

となる．

角速度は円運動だけでなく，一定の周期で変動する正弦波など，周期的な変化をする現象の説明によく利用される．

遠心力は向心力の反作用である．向心力と大きさは同じで，方向は逆である．遠心力は回転の中心と物体を結んだ線上で円の外側方向に向く力として現れる．

遠心力を利用した医療機器の一つに遠心分離器がある．質量の異なる物質が混合している流動体を容器に入れ，容器ごと高速度で回転させる．容器内の個々の物質はいずれも等しい加速度運動をするので，物質に働く遠心力は等しい加速度に対応した力となる．容器内のそれぞれの物質には等しい加速度と物質の質量に比例した力が作用する．このため，質量の大きな物質のほうが強い力で容器の底に引っ張られることになり，重い物質（質量の大きい物質）と軽い物質を分離することができる．

8 エネルギーと仕事

1—エネルギーとは

エネルギーは物質のような実体をもたない．しかし，力学的なエネルギーは物体に動きの変化を与えることができる．エネルギーは物体自体に内在したものであり，形としてはみえないが，エネルギーが別の形のエネルギーに

変換されるときにその存在が明らかになる．たとえば，運動している物体がブレーキの作用で停止すれば，運動中に物体がもっていた運動のエネルギーは失われるが，停止過程でブレーキに摩擦熱が発生して熱エネルギー（熱量）に変わったと考えることができる．

エネルギーはいくつもの形で現れ，いろいろな形で蓄えておくこともできる．

2—力と仕事

ある物体がもつエネルギーを変化させるとき，この物体に対してなす作業のことを仕事という．ある物体に力学的な力を作用させて仕事をすると，物体は力の作用で動かされる．仕事は力によってどのくらい動いたか，その大きさとなる距離を使って定義される．物理的には仕事は，

$$仕事 = 力 \times 距離 \tag{1-22}$$

として定義されている．力積が力×時間で定義され，これによって運動量が変化するのに対し，仕事が時間でなく距離に比例することに注意したい．ここでいう距離とは，力の加わった方向に物体が移動した位置の変化のことである．

机の上に置いてある物体は机に対して何も仕事をしていない．物体は机の上で静止しているのでエネルギーの授受はない．摩擦を無視した場合，この物体を机の上で水平に移動しても仕事が与えられることはない（**図 1-14**）．物体は重力の作用によって机を押し，机は逆の方向に反作用で物体を押し返している．この状態での横方向への移動は仕事にはならない（摩擦が存在すれば横へ動かすときに力が作用するので，この分だけは仕事として考えることもできる）．

机に置かれた物体を机の面から上に持ち上げれば仕事をしたことになる．物体は初期の位置より上部に移動し，この移動距離と力の積が仕事となる．力は重力に逆らって物体を持ち上げるのに必要最低限の大きさである．物体

Tips　エネルギー

実際の物体同士が衝突すれば，ただ単に運動量が 0 になっただけではすまない．たとえば，交通事故で正面衝突が起きれば，車がクシャクシャに壊れることになる．大きな速度で激しくぶつかれば壊れ方も大きくなる．運動量以外に，この壊れ方やその大きさを説明する量が必要である．このような概念を説明する量としてエネルギーがある．エネルギーには形としての実体がないので，説明のためだけに存在する抽象的な概念を表す量のようにも思えるが，具体的な数値としての取り扱いが可能な，実在する量である．

エネルギーは物理現象だけでなく，自然科学を考えるうえでもっとも重要な概念である．

図 1-14　仕事と位置エネルギーの変化

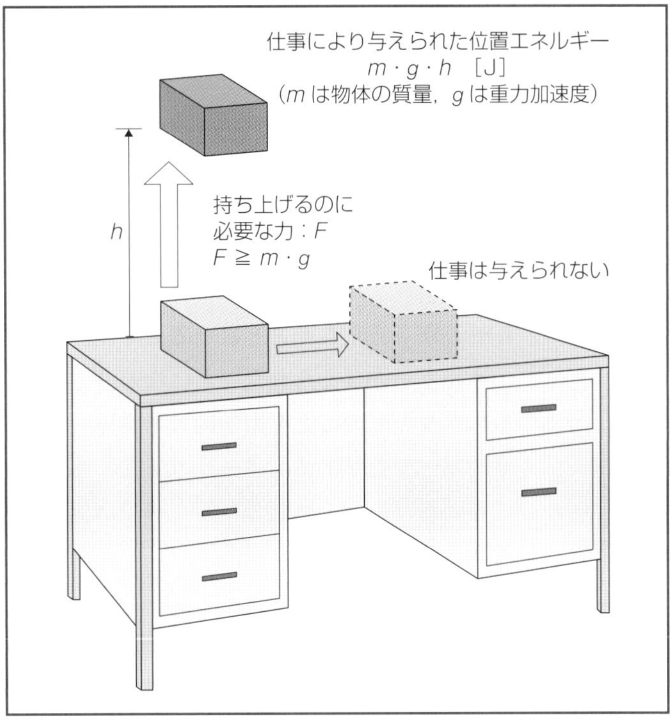

の質量を m，重力加速度を g とすれば，力＝ $m \cdot g$ となる．

仕事とエネルギーとは非常に関連の深い概念であり，ほとんど同義に使うこともある．しかし，両者の違いをはっきりと意識して用語を使うことが大切である．たとえば，仕事はかならずしも物体のもつエネルギーの総量を表現しているわけではない．物体を 1 m 持ち上げる仕事によって与えられたエネルギーは，物体がはじめからもっていたエネルギーと移動後のエネルギーとの差であり，物体自体のエネルギー量のすべてではない．エネルギーと仕事はある現象の表裏の関係であり，「仕事とは物体のもつエネルギーに変化を与えること」と考えることができる．仕事はエネルギーの変化分であり，両者は同じ単位（J：ジュール）をもつ．仕事（およびエネルギー）の単位は力の単位（N：ニュートン）と距離の単位（m：メートル）の積であり，N・m（ニュートン・メートル）となる．SI 単位系ではエネルギー，仕事，熱量に対して固有の名称 J（ジュール）を用意し，

$$1\,\mathrm{J} = 1\,\mathrm{N} \cdot \mathrm{m}\quad（\text{SI 基本単位では } \mathrm{m}^2 \cdot \mathrm{kg} \cdot \mathrm{s}^{-2}）\qquad (1\text{–}23)$$

と定義されている．したがって，1 J の仕事（あるいはエネルギーの変化）は，物体を 1 N の力で力の方向に 1 m だけ移動させるときの仕事量をいう．また，1 秒あたりの仕事量は仕事率（W：ワット）と定義され，

$$1\ \mathrm{W} = 1\ \mathrm{J/s}\quad (\text{SI 基本単位では } \mathrm{m^2 \cdot kg \cdot s^{-3}})$$

である．

3—力学的エネルギー

物体に対して加えた仕事が，その前後で物体にどのような変化を引き起こすかによって，エネルギーにはさまざまな表現が可能である．仕事によって位置が上昇したとすると，物体には位置のエネルギー（ポテンシャルエネルギー）が与えられたことになる．また，力によって速度が与えられれば運動エネルギーが与えられたことになる．このように，力学的な表現で説明されるエネルギーのことを力学的エネルギーとよぶ．別の表現で説明される熱エネルギーや化学エネルギー，電気的エネルギーも，原子や分子の振る舞いまでさかのぼれば，運動エネルギーやポテンシャルエネルギーとしてまとめて考えることができる．

1）ポテンシャルエネルギー

物体を重力に逆らって持ち上げると重力ポテンシャルエネルギー E_{p} が増加する．

質量 m の物体を上方に h 持ち上げると，エネルギーの変化 E_{p} は，

$$E_{\mathrm{p}} = m \cdot g \cdot h \tag{1-24}$$

となる．g は重力加速度であり，$m \cdot g$ は物体を持ち上げるのに必要な力である（図 1-14 参照）．ポテンシャルエネルギーの変化は物体が移動したときの最初と最後の高さの差で決まり，移動の途中経過には関係しない．

2）運動エネルギー

運動エネルギーは，仕事が運動の状態に変化を与えたときのエネルギーのことである．物体は運動という形でエネルギーを蓄え，このエネルギーを放出する過程で仕事をすることができる．

物体が速度をもつことで保持しているエネルギー（運動エネルギー：E_{k}）は，質量と速度によって与えられる．E_{k} は，

$$E_{\mathrm{k}} = \frac{m \cdot v^2}{2} \tag{1-25}$$

である．この式の意味は，運動エネルギーを位置のエネルギーに変換して，E_{k} が移動距離と力の積で表せることを確認すると考えやすい．

図 1-15 に示すように，ある速度 v_0 で動いている物体に力を加えて，そ

図 1-15　仕事と運動エネルギーの変化

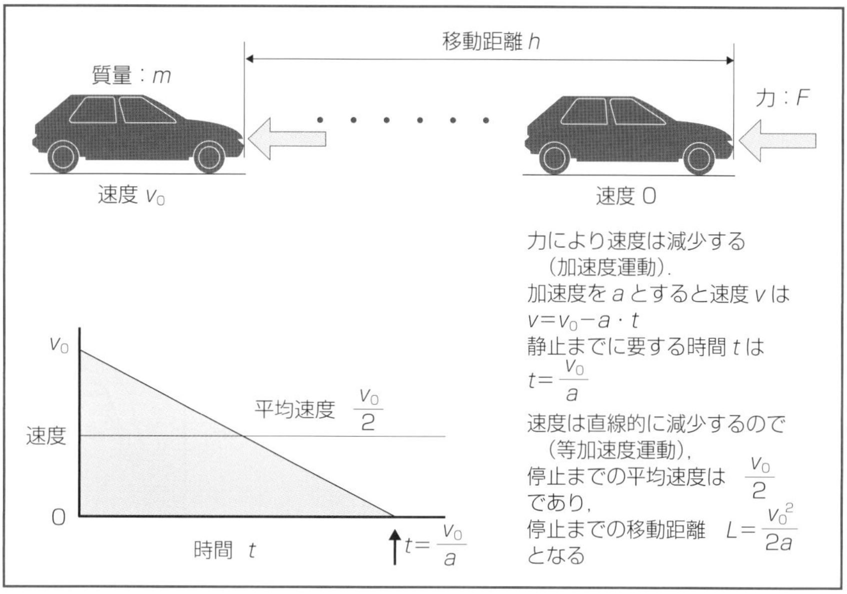

れを静止させる場合を考えてみよう．力 F が質量 m の物体に加速度 a を与えたとすると，

$$F = m\cdot(-a) \tag{1-26}$$

となる．はじめの速度が加速度 a によって，時間 t の経過後に速度 v となるとき，

$$v = v_0 - a\cdot t \tag{1-27}$$

と記述できる（a は減速方向となるので，－をつけて表した．a の符号は正である）．運動が停止した時点で速度は 0 となる．図中に記述したように，はじめの速度 v_0 から一定の減速（等加速度運動）で速度が 0 となるまでの移動距離 h は，

$$L = \frac{v_0\cdot t}{2},\quad t = \frac{v_0}{a}\quad \text{すなわち}\quad L = \frac{{v_0}^2}{2a} \tag{1-28}$$

となる．

この過程で，運動エネルギーの変化 ΔE_k を位置のエネルギー変化 ΔE_p として $F\cdot L$ で記述すると，式（1-26）を使って，

$$\Delta E_k = \Delta E_p = F\cdot h = m\cdot a\cdot L \tag{1-29}$$

となる．式（1-28）から，$a\cdot L = {v_0}^2/2$ が導けるので，

$$\Delta E_{\mathrm{k}} = m \cdot \frac{{v_0}^2}{2} \qquad (1\text{-}30)$$

が得られる．

Tips 衝撃力

落下による事故は，運動エネルギーが他のエネルギーに変換する際に発生する衝撃力が，破壊の原因になるからである．物体が落下して地上に衝突するときの衝撃力の大きさは，衝突の条件から推定できる．たとえば，**図**のように，ある高さから段差を踏み外して，膝関節を伸展した姿勢で足底着地した場合を考えてみる．身体全体が段差の高さ h_0 だけ下降するので，衝突時の速度は，式（1-29），（1-30）より，

$$v = \sqrt{2gh_0}$$

となる．一方，かかとが接地してから静止するまでの距離（緩和距離）を h_1 とし，その間の減速の加速度が α ［m/s²］で一定とすると，

$$h_1 = \frac{1}{2}\alpha t^2$$

となる．また，$t = v/\alpha$ であるから，

$$\frac{h_1}{h_0} = \frac{g}{\alpha}$$

となる．すなわち，落下高さと衝撃を緩和させる距離（緩和距離）の比率で，減速の際の平均加速度が求められる．この間に発生する力 F ［N］は，加速度 α とそれを受ける質量 m ［kg］との積であるから，

$$\begin{aligned} F &= m\alpha \\ &= \frac{h_0}{h_1} mg \end{aligned} \qquad (1\text{-}31)$$

となる．ここで，足底については，加速度を受ける質量 m が身体全体の質量であるから，衝撃により発生する力 F と体重 mg との比率は，落下高さと緩和距離の比率になる．

図の例においては，緩和距離 h_1 が，足裏の筋肉などの柔らかい組織の厚さ 1 cm 程度であるから，たかだか 10 cm の高さからの落下でも，体重の 10 倍相当の力を足底が受けることがわかる．これは十分に危険である．ただし，ここに示した条件は，膝伸展で着地という異常な身体運動を仮定している．通常の身体運動においては，膝関節の屈曲によって緩和距離が大きくなり，このような大きい力は発生しない．また，着地面が柔らかいクッションであれば，その変形により緩和距離が増すので，衝撃力は減少する．体操競技やトランポリンなどのスポーツ競技においては，マットやバネによって落下による事故を防いでいる．

段差の踏み外しによる危険な着地

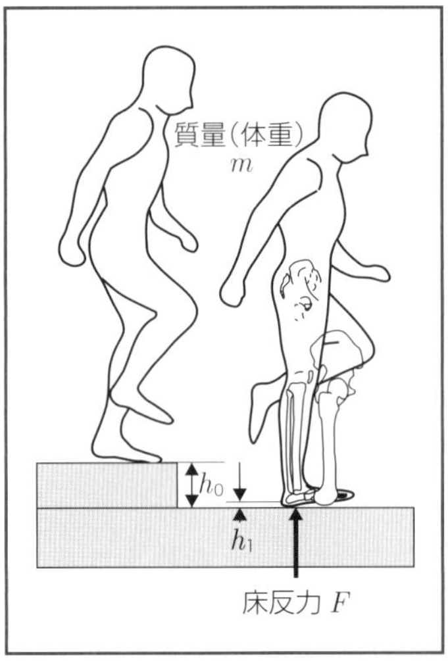

平坦な床や路面での転倒が致死的な外傷を発生することがある．その原因は，頭部が床面に衝突した際に発生する衝撃力に由来する．日本人の平均的な体格から，落下高さを 1.6 m，頭蓋骨の外側の皮膚の厚みを 5 mm，脳組織の質量を 1.3 kg とした場合，式（1-31）により，およそ 4000 N の力が脳に伝わることがわかる．これは，約 400 kg の重量に匹敵する十分に危険な大きさである．

交通事故による外傷も，短時間の速度変化に伴って発生する衝撃力に起因する．胸部とダッシュボードの間に膨らむエアバッグは，緩和距離を増すことで衝撃力を減少させる仕組みとして有用な安全装置である．

図 1-16　バネとおもりによる単振動

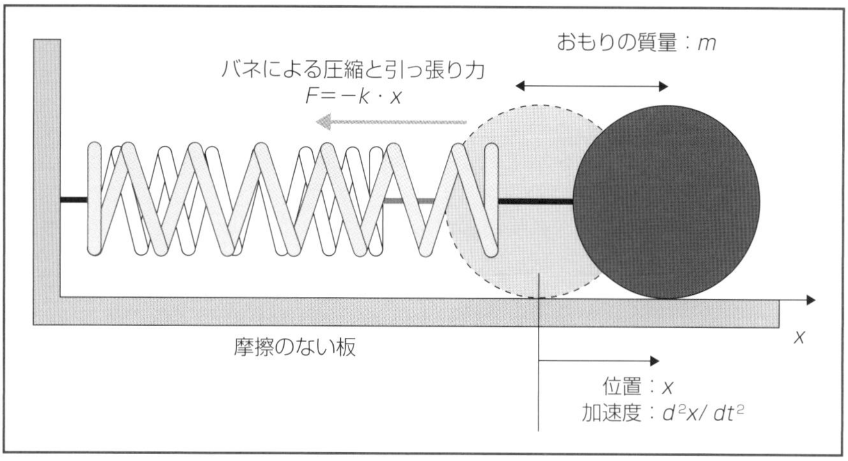

この結果は，運動エネルギーがポテンシャルエネルギーとしての力×距離と同じ単位をもち，両者が量を変えずに変換できたことを示している．運動エネルギーは速度の 2 乗に比例する．

▶3）弾性振動

図 1-16 のような，バネにおもりをつけて振動させたときの運動状態は，運動エネルギーとポテンシャルエネルギーの変換で説明できる．この場合，バネの変位により蓄えられた力とおもりの加速度運動に対応する力との釣り合いを考えればよい．フックの法則により，バネによる力 F は変位 x と比例するので，比例係数を k とすれば $F = k \cdot x$ となる．はじめに与えた変位を x_0 として，おもりの質量を m とすれば，運動方程式は，

$$m \cdot \frac{d^2x}{dt^2} = -k \cdot x$$

Tips　微分方程式を解けなくても…

微分方程式を解けなくても，三角関数や指数関数の微分法を知っていれば，解が成立していることを確認できる．たとえば，変位を x，ω を角振動数，A を振幅，θ_0 を初期位相として，位置を，

$$x = A \sin\ (\omega t + \theta_0)$$

と表してみる．

x を t で微分すると，

$$\frac{dx}{dt} = \omega A \cos\ (\omega t + \theta_0)$$

となり，

$$\frac{dx^2}{dt^2} = -\omega^2 A \sin\ (\omega t + \theta_0)$$

$$= -\omega^2 x$$

となることがわかる．これを式（1-32）に当てはめれば，解が式（1-33）のように表されることが容易に確認できる．

$$\frac{d^2x}{dt^2} = -k \cdot \frac{x}{m} \tag{1-32}$$

となる．この微分方程式を解くには数学の力が必要であるが，ここでは解のみを示す（Tips 参照）．解は，

$$x = A\sin(\omega t + \theta_0) \text{ ただし，} A = x_0,\ \omega = \sqrt{\frac{k}{m}} \tag{1-33}$$

となり，振幅 A は x_0，周期は $T = 2\pi \cdot \sqrt{\frac{m}{k}}$ となる．また，$k = m \cdot \omega^2$ の関係も成立している．速度 v は変位の時間変化，すなわち $\frac{dx}{dt}$ なので，

$$v = A\omega\cos(\omega t + \theta_0) \tag{1-34}$$

となる．このような振動を単振動という．理想的な単振動ではバネの弾性力以外の力が働いていないので，力学的エネルギーが保存されて振動は永久に続く．現実には，空気の抵抗や台の摩擦などが働くので，エネルギーは次第に周りに拡散し，時間が経過すると振動は止まってしまう．このような振動を減衰振動という．

エネルギーが保存されている理想的な単振動では，力学的エネルギー E［J］は運動エネルギーと弾性エネルギーの和となる．弾性エネルギーは力と変位の積で表されるが，変位 0 から x までの間に力は変位に比例して 0 から $k \cdot x$ に変化する．この結果，バネを x だけ変位させる仕事はこの間の平均的な力（$k \cdot x/2$）と変位 x の積である．運動エネルギーは速度によって決まるので，エネルギーの総和は，

$$E = m \cdot \frac{v^2}{2} + k \cdot \frac{x^2}{2} \tag{1-35}$$

となる．これに式（1-32），式（1-33）の結果を代入すると，

$$E = m \cdot \frac{\{A\omega\cos(\omega t+\theta_0)\}^2}{2} + k \cdot \frac{\{A\sin(\omega t+\theta_0)\}^2}{2} \tag{1-36}$$

であり，$k = m \cdot \omega^2$ を代入すると，

$$E = \frac{m \cdot A^2\omega^2\{\cos(\omega t+\theta_0)\}^2}{2} + \frac{m \cdot \omega^2 \cdot A^2\{\sin(\omega t+\theta_0)\}^2}{2} \tag{1-37}$$

となる．ここで，$(\sin\theta)^2 + (\cos\theta)^2 = \sin^2\theta + \cos^2\theta = 1$ なので，式（1-37）は，

$$E = m \cdot \omega^2 \cdot \frac{A^2}{2} \tag{1-38}$$

と整理できる．

このように，単振動では力学的エネルギー E が角速度（角振動数ともいう）ω［rad/s］の 2 乗と振幅 A［m］の 2 乗に比例することになる．同様の式は音響のエネルギーを説明する場合にも現れるが，振動現象のもつエネルギーとして覚えておくとよいだろう．

章末 exercise（過去に出題された臨床工学技士国家試験問題を改変した）（解答は p.175）

問題 1

10 kg 重の力を N（ニュートン）に換算した値を求めなさい．

問題 2

原点 O に働く，図のような 2 力 $\vec{F}_1$，$\vec{F}_2$ の合力 $\vec{F}$ の大きさを求めなさい．ただし，$\vec{F}_1$，$\vec{F}_2$ の大きさはともに 5.0 N とする．

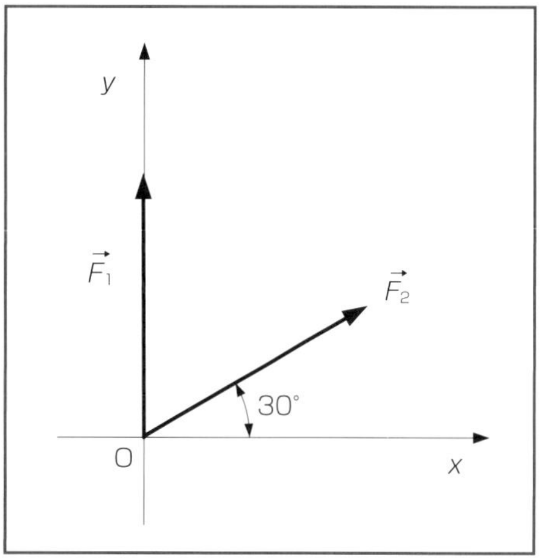

問題 3

摩擦のある水平な台の上に質量 m の物体を置き，水平方向に初期値が 0 で時間とともにゆっくりと増加する力 f を加えたところ，$f = f_0$ のときに動き出した．重力加速度を g として，摩擦力に関する関係式を記述しなさい．

問題 4

図のように固定された直径 1 m の円柱状の軸にかかるトルクを求めなさい．ただし，おもりの質量は 1 kg，重力加速度は 9.8 m/s^2，糸の質量は無視できるものとする．

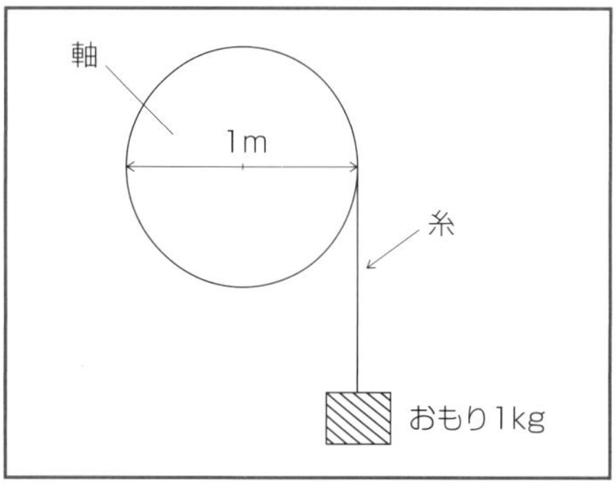

問題 5

図は，肘関節を 90° 屈曲した状態で手掌に重量 P の物体を保持した状態を示している．肘関節まわりの力のモーメントの釣り合いを表す式を記述しなさい．ただし，J は肘関節の反力の大きさ，W は前腕および手にかかる重力の大きさ，M は前腕にかかる筋力の大きさである．

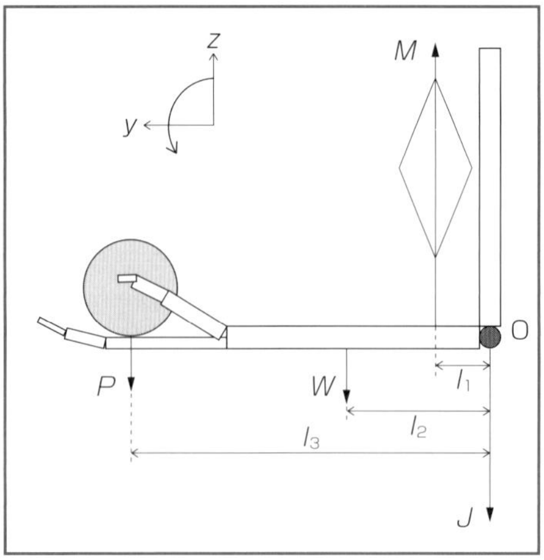

問題 6

流速 10 m/s で鉛直上方に吹き上がる噴水のおよその到達高さ［m］を求めなさい．ただし，重力加速度は $9.8\ \mathrm{m/s^2}$ とする．

問題 7

質量 500 g の物体を遠心器の半径 20 cm の位置にセットした．10 rad/s の角速度で回転したとき，この物体に作用する遠心力を求めなさい．

問題 8

100 g の物体を 5 秒間で 2 m 上方に持ち上げたときのおよその仕事率［W］を求めなさい．ただし，重力加速度は $9.8\ \mathrm{m/s^2}$ とする．

問題 9

バネを鉛直に保ち，下端に質量 m のおもりを取りつけて静止させる．おもりを下方向に引っ張って手を離すと，重力以外の力が作用しないとき，おもりは一定振幅で上下に振動する．これを単振動というが，この振動の周波数を式で示しなさい．ただし，はじめに下方に引っ張ったときの変位は x_0，ばね定数は k，重力加速度は g とする．

第2章 固体材料の変形と強度

体外循環ポンプの回転軸のように，大きい力を支える部品はもちろんのこと，チューブやカニューレなどの小さい力を支える部品においても，変形や破壊を防ぐことは，医療事故を防ぐうえで重要である．変形や破壊を防ぐには，機械材料に用いられる金属やプラスチックスといった固体材料の変形や破壊の発生の仕組み，すなわち，どのような力を受けるとどのように変形や破壊が起きるのかを明らかにして，その対策を考える必要がある．

1 弾性と塑性

図 2-1 a に示すように，つるまきばねにおもりを吊すと，**図 2-1 b** のようにばねが伸びる．このとき，力を加えていないときの長さ，すなわち自然長からの変化量を，変位あるいは変形量とよび，変形の尺度とされる．引っ張り力による伸びは正の変形量，圧縮力による縮みは負の変形量である．

力が小さく変形量が小さい場合は，変形量が力に比例する．**図 2-1 c** のよ

図 2-1　弾性変形と塑性変形

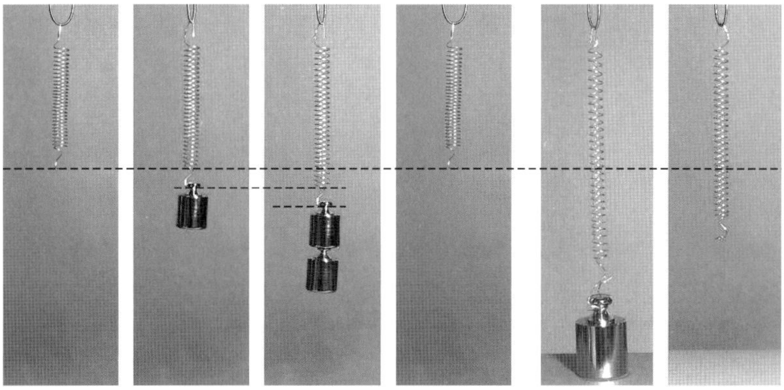

(a) 自然長　(b) 100 g　(c) 200 g　(d) 弾性回復　(e) 塑性変形　(f) 永久変形

図 2-2　変形，破壊における内部構造の変化

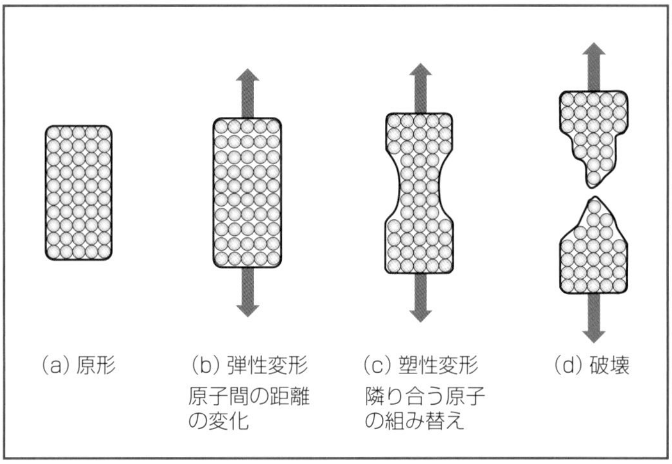

うに力を増すと変形量が増して，**図 2-1 d** のように力を除くと自然長に戻る．このように，力に比例して変形し，力を除くと回復する変形を，**弾性変形**とよぶ．この性質を数式で表現すると，変形量 d［m］と加えられた力の大きさ f［N］の関係は，

$$f = kd \qquad \text{(2-1　フックの法則)}$$

と表される．式（2-1）の関係を**フックの法則**とよぶ．また，この比例定数 k［N/m］を**ばね定数**とよぶ．ばね以外の一般の材料でも，力に比例する変形を弾性変形とよび，比例定数をばね定数とよぶ．比例関係は，グラフ上では直線で表されるので，線形関係ともいう．

固体材料を構成する原子間の力の届く範囲は限られているので，力を増して変形をどんどん大きくしていくと，力と変形量の比例関係は崩れる．たとえば，**図 2-1 e** のように，ばねに吊すおもりを増すと，変形量が際限なく増して，ばねが伸びきってしまう．一度こうした状態になると，力を除いた後にも自然長に戻ることはない．こうした歯止めのない変形を塑性変形といい，**図 2-1 f** のように，回復しない変形を永久変形とよぶ．

塑性変形が始まると，力を支えることができない．それは，材料の強さが力に負けた状態と判断されるので，塑性変形が開始する現象を降伏という．また，塑性変形は液体の変形と似ているので，塑性流動ともよばれる．

固体の内部構造は，原子や分子の空間配置が拘束されて，**図 2-2 a** のように安定な状態にあり，そこに力が加わると変位する．**図 2-2 b** のように，その変位の距離が小さいと，変形量が加えた力にほぼ比例する．したがって，全体の変形量と力の関係も比例関係になる．それが弾性変形である．

図 2-3　高分子材料（プラスチックス）の変形

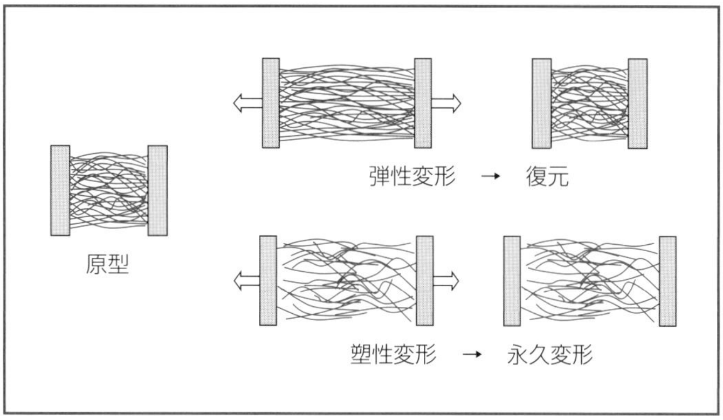

繊維が架橋していると，弾性変形して復元する．糸玉がほどけると，塑性変形して形は元に戻らない．プラスチックスの語源となっている．

外部からの力が増して変位が拡大した場合，金属のように，均一な原子構造においては，**図 2-2 c** のように隣り合う構成要素の位置関係を組み替えて，相手が入れ替わる．この入れ替えが広範囲で起きると，塑性変形となる．塑性変形が拡大して材料の端で隣り合う相手が失われると，**図 2-2 d** のように破壊する．

鎖状分子で構成されるプラスチックスの場合も，弾性変形，塑性変形，破壊の経過は類似している．ただし，微細構造の変形のしくみは分子鎖の絡み合いの状態変化に依存する点が金属と異なる．プラスチックスは，内部の微細構造が鎖状の長大な分子の重なり合いであるため，鎖状分子相互の結合が緩い場合，**図 2-3** のように，簡単に糸玉がほどけて塑性変形する．一方，ゴムのように分子間の架橋が強固な構造の場合は，絡み合った糸玉が元の形に戻ろうとする復元力が働き，弾性変形になる．

また，プラスチックスは分子が大きいので，変形に必要な時間が長い．そのため，力を受けてから次第に変形量が増していくことがある．そうした時間に依存して増していく変形を**クリープ変形**とよぶ（**図 2-4 a**）．

セラミックス材料の場合は，金属やプラスチックスと変形の過程が異なり，金属原子の間に酸素や窒素などの金属以外の原子が挟み込まれているので，隣の原子との結びつきを簡単には取り替えられない．そのため，弾性変形の状態から塑性変形を経ずに破壊する．こうした破壊を**脆性《ぜいせい》破壊**という．

Tips **プラスチックス**

プラスチックスは，可塑性を意味するプラスチックがその名称の由来である．プラスチックスには多くの別名がある．その構造から，高分子材料，ポリ塩化ビニル，ポリウレタンなど重合を意味するポリという名称が冠せられるのでポリマー，製造過程から合成樹脂，あるいは単に樹脂ともよばれる．石油から合成される有機材料（生物由来材料）である．

図 2-4　時間経過に伴って起きる現象

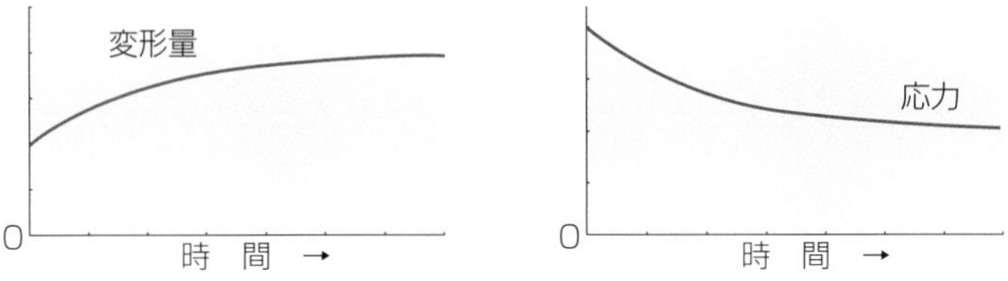

（a）クリープ変形
力が一定で，時間経過に伴い変形が増大

（b）応力緩和
変形量が一定で，時間経過に伴い応力が減少

身近な例では，茶碗が床に落ちて割れる現象である．人工弁に用いられているパイロライトカーボンも，炭素の共有結合が強固なので原子構造の組み替えができず，塑性変形を経ずに脆性破壊する．

2 応力

機械部品に変形や破壊を起こす働きかけには，その方向と部品の形状に関連した種別がある．**図 2-5** のように，固体材料の両端から押す働きかけを圧縮，引く働きかけを引っ張り，両端を平行に反対方向に引く働きかけをせん断という．さらに，曲げ，ねじりを加えて計 5 種類の働きかけに分類される．このなかで，圧縮，引っ張り，せん断は反対方向の 2 つの力，曲げ，ねじりは力のモーメントによる働きかけである．

変形や破壊は，こうした外部からの働きかけが，固体材料の内部の構造にゆがみを発生させることで起きる．これは，固体材料の内部での力の働きである．内部での力を支える原子や分子の数が多いほど，1 個あたりが支える力は小さく，原子や分子の数は，力を受ける部分の断面積が広いほど多い．したがって，断面積が大きいほど，変形に対する抵抗が大きくなる（**図 2-6**）．このことから，変形や破壊を起こす働きかけの尺度として，力の大きさ f［N］を，その力を受ける面積 A［m^2］の大きさで割った値，**応力** σ［Pa］が用いられる．

$$\sigma = \frac{f}{A} \qquad \text{(2-2　応力)}$$

応力の単位の Pa（パスカル）は，N/m^2 を意味する．力を面積で割って値を求めるという点で，応力は圧力と似ている．しかし，固体材料内の応力

図 2-5　外部からの働きかけの様式

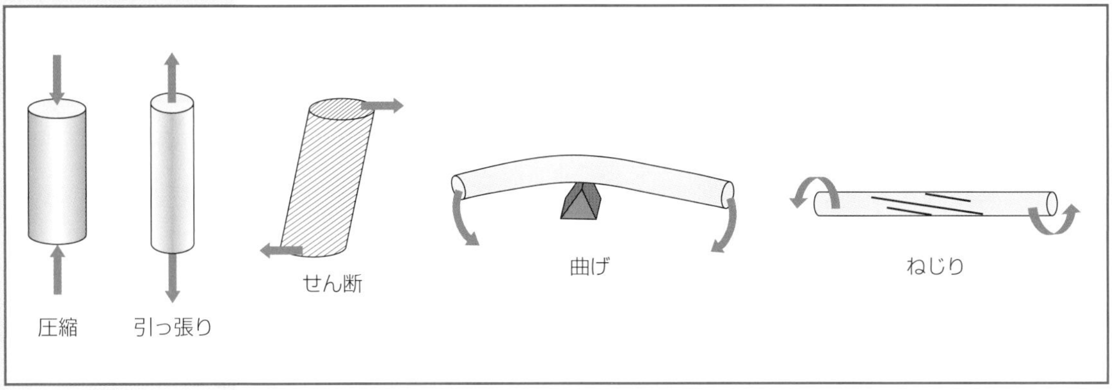

図 2-6　力を受ける固体材料

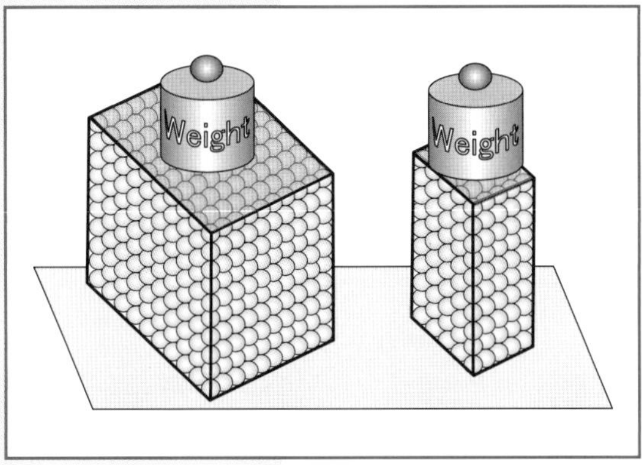

断面積が大きいと，力を受ける分子や原子の数が多い．

図 2-7　応力分布の偏り

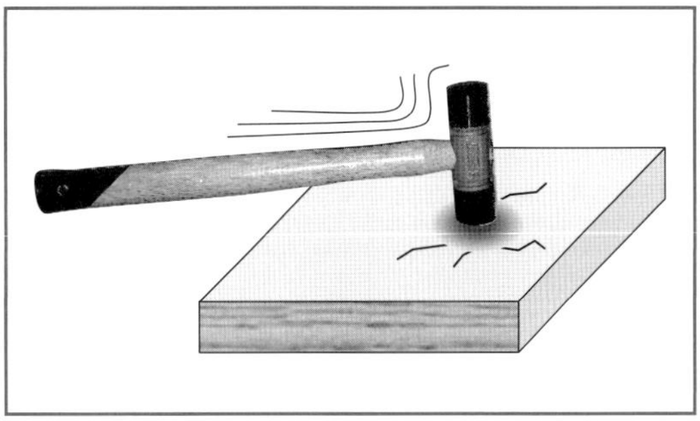

力を受けた部分に大きい応力が発生する．

は，液体内の圧力と異なり決して均一にはならない．たとえば，**図 2-7** のように，板の 1 カ所をハンマーで打つと，その部分だけが破損する．これは，力の加わった部分の周囲のみに大きい応力が発生し，それ以外の部分にはわずかな応力しか発生していないことを表している．

力が方向と大きさをもつベクトルであるのと同様，応力にも方向と大きさがある．その方向によって応力には種類があり，接近する方向の応力は**圧縮応力**，原子や分子を引き離す方向の応力は**引張応力**という（**図 2-8**）．引張応力と圧縮応力は，力をその方向に垂直な面の面積で割って求めるので，ともに**垂直応力**と分類される．

一方，**図 2-9** のように，隣り合う分子や原子の位置関係が斜めにずれる変形を発生させる応力を**せん断応力**という．せん断応力は，力の方向に平行な断面上の原子や分子の結びつきに働きかけるので，この断面上の原子や分子の数が多いほど働きかけは分散して縮小する．したがって，その働きかけの大きさの尺度，力の大きさ f_S [N] を，その力と平行な方向の断面の面積

図 2-8　垂直応力

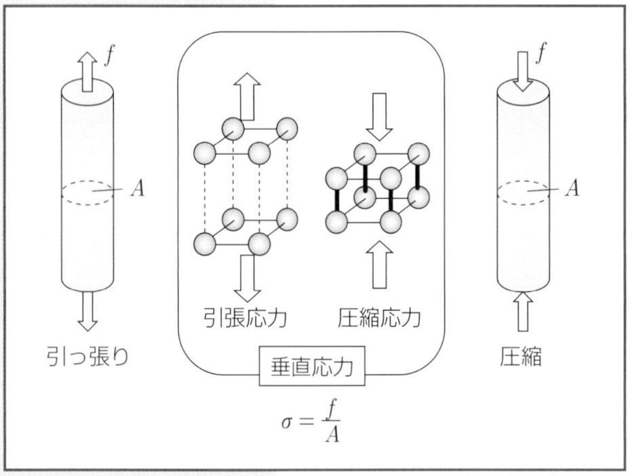

力の方向と垂直な面に働く応力.

図 2-9　せん断応力

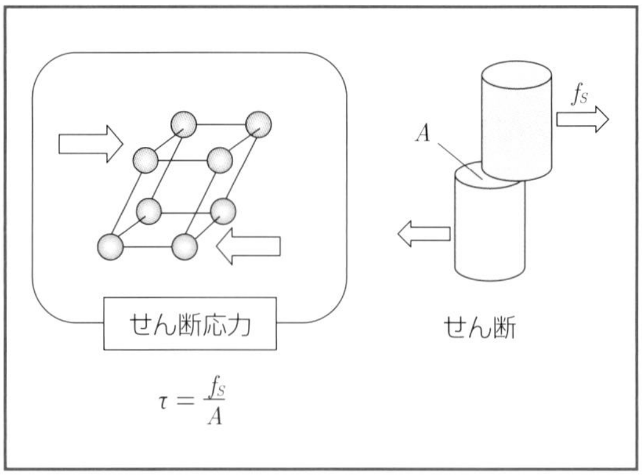

力の方向と平行な面に働く応力.

図 2-10　外力と応力の関係

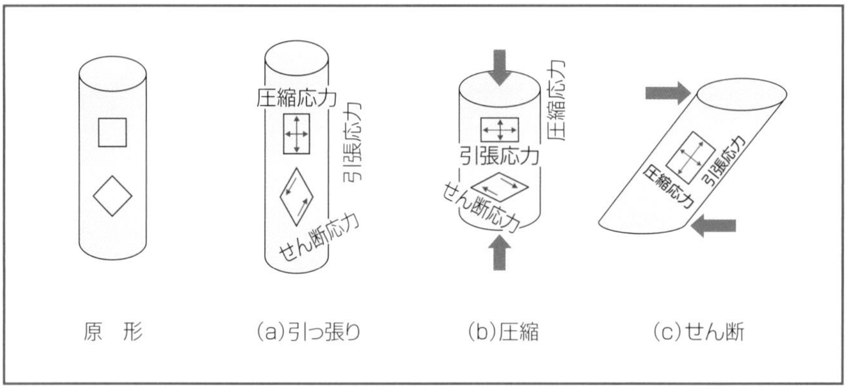

円柱に描かれた正方形が長方形になるのは垂直応力，ひし形になるのはせん断応力の存在を示している.

A [m^2] で割った値 τ [N/m^2] をせん断応力の大きさとする.

$$\tau = \frac{f_S}{A} \qquad \text{(2-3　せん断応力)}$$

垂直応力はそれを支える面に垂直であり，せん断応力は平行である.

図 2-10 a のように，固体材料全体に引っ張りを受けるとおもに引張応力が発生し，圧縮を受けるとおもに圧縮応力が発生する．しかし，単一の応力のみでなく，同時に他の種類の応力が発生する．たとえば，**図 2-10 b** に示すように，圧縮を受けると力の方向と垂直な方向に引張応力，斜めの方向にせん断応力が発生する．同じように，せん断を受けると，せん断応力だけでなく，圧縮応力や引張応力が発生する（**図 2-10 c**).

原子や分子の位置関係がずれて，隣の原子や分子と新たな結合をなすのが塑性変形であり，そのずれが拡大すると全体の破壊が発生するため，通常はせん断応力がもっとも大きい断面において破壊が発生する．したがって，単純圧縮や単純引っ張りによる破壊は，圧縮や引っ張りの働きかけの方向に対して 45° の方向の断面が破面となり亀裂が発生する．

プラスチックスの場合，分子が大きいので，内部構造の変化に時間を要することがある．そうした一定の変形を維持したときに応力が減少する現象を，**応力緩和**とよぶ（**図 2-4 b**）．骨折の外科的治療において，骨片をプラスチックスのワイアを用いて締結した場合，応力緩和のために次第に締結力が減少することが知られている．

3 縦ひずみと横ひずみ

固体材料が力を受けるとき，全長が長いほど多くの原子や分子が関与する．**図 2-11** のように変形量が同じ場合，個々の結合部分の状態変化の度合いは，全長が長いと小さくなり，全長が短いと大きくなる．塑性変形や破壊

Tips サンブナンの原理と応力集中

細長い材料の両端から圧縮，引っ張りを加えると，**図 a** のように，中央部で垂直応力がほぼ均一に分布する．このとき，式（2-2　応力）の定義通りに，平均値としての応力を求めることができる．このように，形状の条件によって，応力が等分布する原理をサンブナンの原理といい，この原理が成立する引っ張り，圧縮の働きかけを単純圧縮，単純引っ張りとよぶ．逆に，材料の一部に孔が空いていたり，凹凸があったりすると，応力が不均一に分布する．そうした不均一な分布のなかで，高い応力が偏って発生する現象を**応力集中**とよぶ（**図 b**）．

a　細長い材料の平均応力

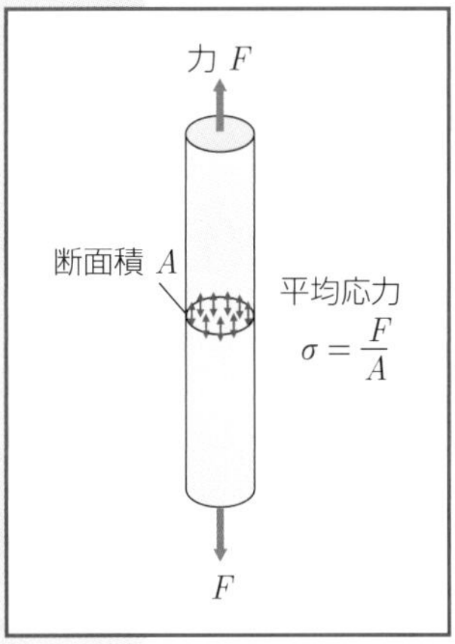

b　応力集中

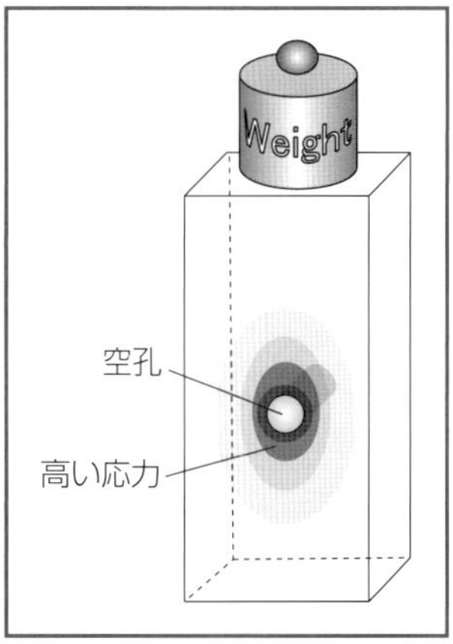

一部分に大きい応力が発生する．

図 2-11　変形後の構造変化

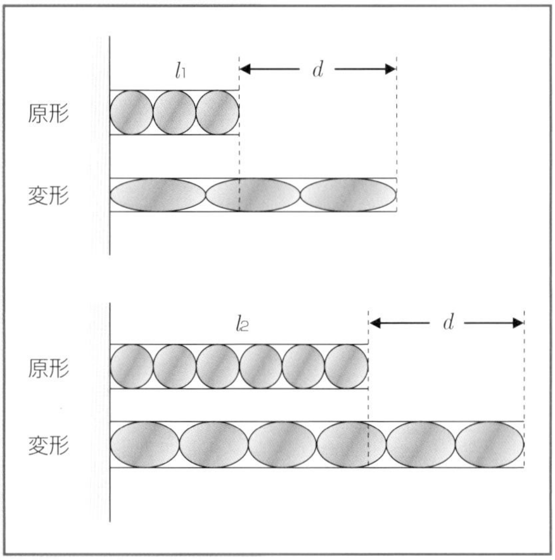

原形のサイズによって異なる.

図 2-12　縦ひずみと横ひずみ

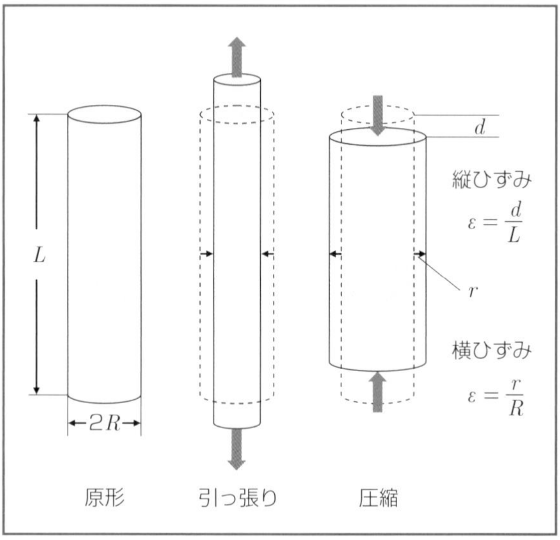

Tips　アロメトリの法則

ゾウやサイなどの体格の大きな動物で，四肢がズングリとした形態になる理由は，力学強度の観点から説明できる．それは，ガリレオ・ガリレイが提唱したアロメトリの原理である．工学分野では，スケーリングの法則とよぶ．

たとえば，重さ 20 kg，底面積 0.02 m^2 のレンガ 1 個の底面の平均圧力は，約 10 kPa である．このレンガを**図**のように，縦横に合計 8 個積むと，全体形状は，1 個のレンガと相似形で，高さは 2 倍になる．その底面の平均圧力は，約 20 kPa になる．つまり，みかけの形状が同じでサイズが変わると圧力が増大する．これをスケールアップ効果という．

この原理にしたがうと，同じ体形の動物で，身長が倍になると体重が 8 倍になる．一方，骨の強度は一定であるから，支える力は断面積に比例する．したがって，8 倍の体重を支える四肢の骨の断面積は，8 倍にならなければならない．相似形ならば，断面積は 4 倍でしかないので，見かけ上相似形よりも四肢は太くならなければならない．それが，**図**のように，インパラとバッファローの体形の相違に象徴される．

アロメトリの例

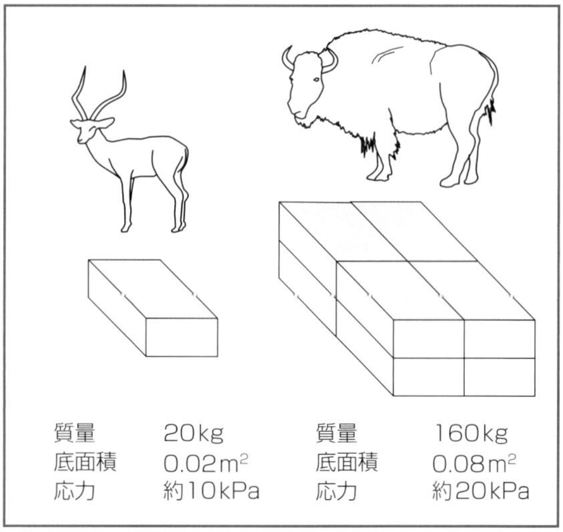

逆に，身長を低くすると，相似形の場合なら，体重に比して大きな強度をもつ．これをスケールダウン効果という．アリが体長の数百倍もの高さから落下しても外傷を受けない理由は，この効果にある．

の可能性は，個々の結合部分での状態変化の大きさに依存するので，変形量 d［m］と，関与する長さ L［m］の比を**ひずみ**と名付けて，固体材料内部の状態変化の尺度として用いる．ひずみには，一般に記号 ε（イプシロン）が用いられる．

$$\varepsilon = \frac{d}{L} \qquad \text{(2-4 ひずみ)}$$

長さと長さの比であるから，ひずみに単位はない．たとえば，10 cm の棒が 0.1 mm 伸びたときのひずみは，0.001 である．または，百分率で表されて 0.1% となる．なお，金属や高分子材料では，機械部品が力を正常に支えている状態でのひずみは非常に小さいので，10^{-6} を意味する μ とひずみを意味する strain を用いて表すことがある．たとえば，0.1% のひずみは 1000 μstrain と表現される．

図 2-12 のように，固体材料が引っ張りや圧縮の働きかけを受ける場合，伸び縮みの変形と同時に，側方にもわずかに細くなったり太くなったりする．分子や原子の空間配置がある方向にずれると，それに直角な方向の配置に影響が及ぶからである．そして，伸び縮みで起きる体積変化を防ぐ方向，すなわち，伸びるときは縮み，縮むときは伸びる方向に直角方向の変形が発生する．

力の方向と同じ方向の変形について求めたひずみを縦ひずみ，それに直角方向の変形に対して求めたひずみを横ひずみという．直角な断面の上ならば，どの方向でも直角方向であるから，横ひずみはいろいろな方向に求めることができる．たとえば，円形断面ならば半径方向の変形量と半径の比，方形断面ならば辺あるいは対角線の変形量と長さの比で求められる．

縦と横の伸び縮みの方向は，常に逆になるので，縦ひずみと横ひずみの符号は逆になる．引っ張りの働きかけの場合は，縦ひずみが正，横ひずみは負になる．圧縮の場合は，縦ひずみが負，横ひずみが正になる．

また，縦ひずみ ε_x と横ひずみ ε_y の大きさの比を**ポアソン比**とよび，記号 λ（ラムダ）で表す．ポアソン比は，正の値で表現するため絶対値をとる．

$$\lambda = \left| \frac{\varepsilon_y}{\varepsilon_x} \right| \qquad \text{(2-5 ポアソン比)}$$

ポアソン比は，外部からの働きかけに対して直角な方向への影響の度合いを示す．その影響の度合いは，固体材料の分子や原子の微細構造に由来する．したがって，ポアソン比は，材料の種類によって決まる物性値である．

ポアソン比は，セラミックス材料のように，構造が強固だと小さい値になり，高分子材料のように，構成分子の位置関係が容易に変化する場合は大きい値になる．人体を構成する材料でいうと，骨は 0.3 程度，筋肉，脂肪，皮

図 2-13　ポアソン比の意味

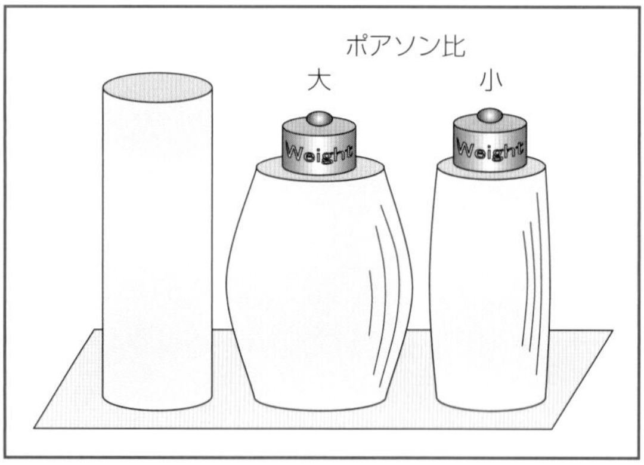

膚などの軟部組織は 0.45 程度と推定される．座ると腹が出るのは，軟部組織のポアソン比が大きいからである（**図 2-13**）．

高血圧になると，血管壁が円周方向の張力を受けて膨張する．その際，血管壁の厚さの減少は張力の方向に直角な方向の変形によるので，ポアソン比の大きさに依存する．脳血管からの出血や動脈瘤の破裂は血管壁が薄くなることによるので，血管の組成が液体に近いのか固体に近いのかによって，破裂の可能性が変わる．肥大した血管が，液体に近い軟らかい状態の場合は危険である．

4 せん断ひずみ

引っ張りや圧縮の働きかけに対する変形の尺度として縦ひずみと横ひずみが用いられるのと同様，せん断の働きかけについては，変形の尺度として**せん断ひずみ**が用いられる．**図 2-14** に示すように，せん断の働きかけを受けた材料は，各階層の断面の相互の位置が面と平行の方向にずれる．この場合，各階層におけるずれの大きさが変形の尺度になる．各部分のずれの大きさは，全体のずれの大きさ d［m］に依存するだけでなく，せん断を受ける部分の全長 l［m］にも依存する．したがって，せん断変形の尺度として，せん断を受ける部分の全長と全体のずれの大きさの比をせん断ひずみ γ として用いる．

$$\gamma = \frac{d}{l} \qquad \text{(2-6　せん断ひずみ)}$$

図 2-14　せん断ひずみ

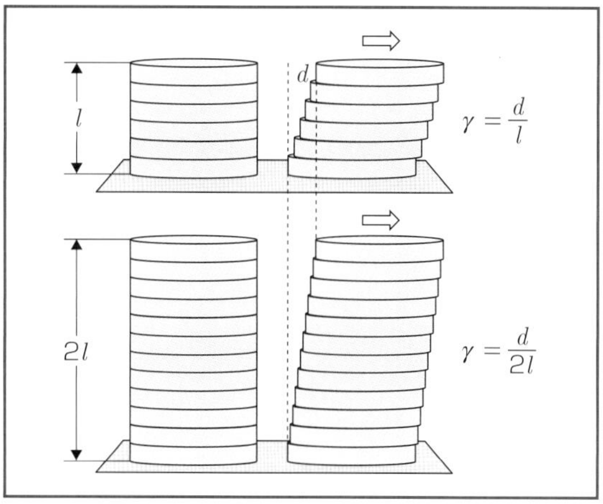

5 縦弾性係数

細長い固体材料の両端から圧縮，引っ張りを加えると，**図 2-10** のように中央部で垂直応力がほぼ均一に分布する（Tips：サンブナンの原理と応力集中）．ここで，**図 2-15** のように，弾性変形領域で固体材料の内部の原子や分子の結合を小さいばねとみなすと，固体材料全体は，断面方向に分布する並列ばねと長さ方向に分布する直列ばねの組み合わさった複合ばねとみなせる．ばねのサイズが均一ならば，並列ばねの数は断面積に比例し，直列ばねの数は長さに比例する．

この固体材料に力を加えると，1 個のばねに加わる力は並列ばねの数に反比例するので，変形量は面積に反比例する．また，直列ばねには同じ力が加わるので，数が多いほど個々の変形量の総和の全体の変形量が増す．したがって，細長い固体材料の変形量は，両端の軸方向に加える力と長さに比例し，断面積に反比例する．

たとえば，**図 2-16** のように，長さ L_1［m］，L_2［m］，断面積 A_1［m^2］，A_2［m^2］の 2 つの細長い固体材料にそれぞれ力 f_1［N］，力 f_2［N］を加えた場合，両者の変形量 d_1［m］，d_2［m］の間には，

$$d_1 = \left(\frac{L_1}{L_2}\right)\left(\frac{A_2}{A_1}\right)\left(\frac{f_1}{f_2}\right)d_2 \qquad \text{(2-7　変形の関係)}$$

という関係が成り立つ．ここで，それぞれの垂直応力と縦ひずみは，

$$\sigma_1 = \frac{f_1}{A_1} \quad \varepsilon_1 = \frac{d_1}{L_1} \quad \sigma_2 = \frac{f_2}{A_2} \quad \varepsilon_2 = \frac{d_2}{L_2}$$

図 2-15　弾性体の内部構造

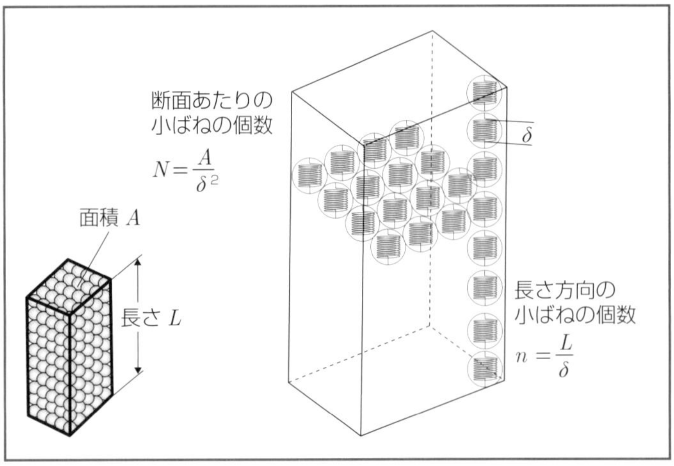

並列接続の N 個と直列接続の n 個のばねの集合体. 1 個のばねの縦, 横, 高さは δ [m].

図 2-16　同じ材質で異なる形状の材料の弾性変形

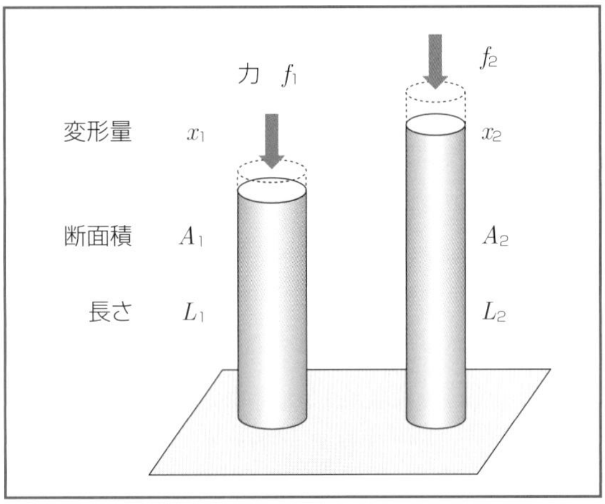

と表される. これを, 式 (2-7　変形の関係) に代入して整理すると,

$$\frac{\sigma_1}{\varepsilon_1}=\frac{\sigma_2}{\varepsilon_2}$$

となる. この式は, 弾性変形においては, 垂直応力と縦ひずみの比が常に一定となることを示している.

この比を, **縦弾性係数**あるいは**ヤング率**という. 記号は一般に E [Pa] が用いられる. したがって, 縦弾性係数, 縦ひずみ, 垂直応力の関係は,

$$\sigma=\varepsilon E \qquad \text{(2-8　拡張フックの法則)}$$

となる.

図 2-17　材質による弾性変形の相違

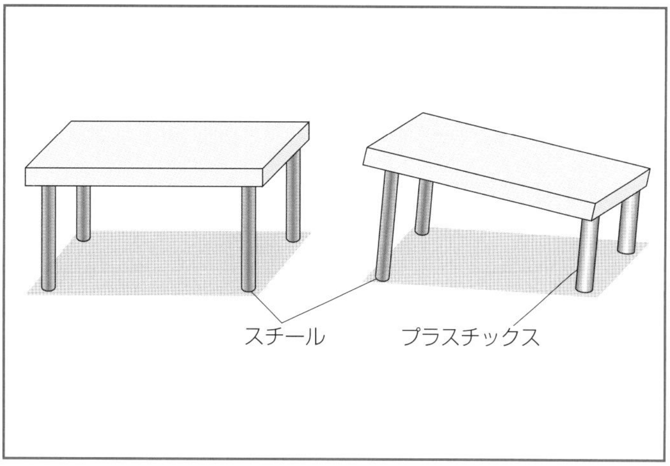

机の脚を，**図 2-17** のようにスチールから同じ太さのプラスチックスに変えると，この机は傾いてしまう．この場合，最初の長さが同じであるから，プラスチックスの脚のひずみ ε_p は，スチールの脚のひずみ ε_s より大きい．一方，加わっている力は均一で，断面積は同じであるから，平均の応力 σ［Pa］は同じである．ここで，このプラスチックスとスチールの縦弾性係数を E_p［Pa］，E_s［Pa］とすると，

$$\varepsilon_s < \varepsilon_p$$

$$\frac{\sigma}{E_s} < \frac{\sigma}{E_p}$$

$$E_p < E_s$$

となる．すなわち，スチールの縦弾性係数がプラスチックスより大きいということが示される．縦弾性係数は形状にかかわらず一定であるから，このように材料ごとに大きさが異なるということは，材料の物性を表す物性値であることを示している．また，この例からわかるように，容易に弾性変形する材料は縦弾性係数が小さく，力に抵抗して変形しづらい材料は縦弾性係数が大きい．実用上は，各種の材質の縦弾性係数をあらかじめ求めておくと，その材質を用いた機械部品がどの程度変形するのかを推定するのに役立つ．材質の選択のヒントにもなる．また，どの程度の太さや厚みが必要かといった，形状設計のパラメータとしても重要である．

縦弾性係数の測定は，**図 2-18** のように，細長い材料に引っ張り力 F［N］を加え，その大きさを徐々に増していき，そのときの変形量 d［m］を逐次測定する．断面積 A［m^2］と長さ L［m］から垂直応力 σ［Pa］と縦ひずみ

図 2-18　応力ひずみ線図

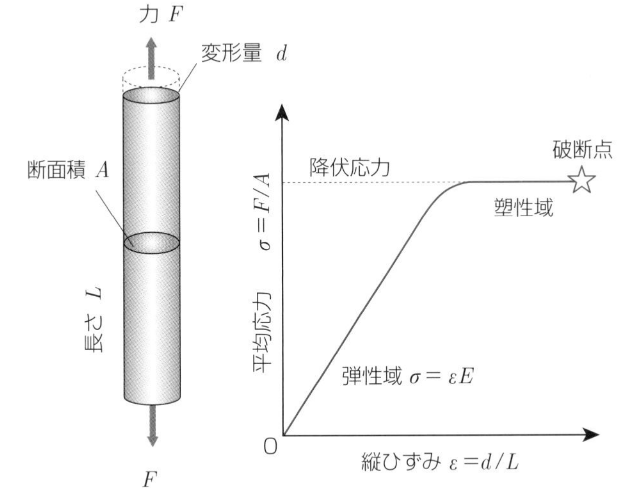

表 2-1　いろいろな材質の縦弾性係数（ヤング率）[1～4]

材　質	縦弾性係数［GPa］
アルミナセラミックス	364
鋼	200
銅	100
アルミニウム	70
塩化ビニル	1.0
ポリエチレン	0.5
皮質骨	13

ε を算出し，縦ひずみを横軸に，垂直応力を縦軸にグラフを描く．このグラフを応力ひずみ線図という．弾性変形の領域においては，ひずみと応力は比例するので，グラフでは直線になる．この直線の傾きが，縦弾性係数となる．なお，さらに垂直応力を増していくと塑性変形が発生して，グラフは横這いとなる．このときの応力を降伏応力という．

測定された種々の材質の縦弾性係数は，**表 2-1** のように，大小さまざまな広い範囲の値である．一般に，金属やセラミックスの縦弾性係数はプラスチックスの数百倍である．すなわち，弾性領域の傾きが数百倍になる．そのため，異なる材質の応力ひずみ線図を同じ座標のグラフ上に表示するのはむずかしい．

細長い機械部品で均一応力が期待できる場合，材質の縦弾性係数 E［Pa］，断面積 A［m^2］，長さ L［m］がわかれば，引っ張りや圧縮といった垂直力 F［N］を受けたときにどれくらい弾性変形するかを推定することができる．

式（2-2 応力）と式（2-4 ひずみ）を式（2-8 拡張フックの法則）に代入して整理すると，変形量 d［m］は，

$$d = \frac{FL}{AE} \qquad (2\text{-}9\ \ 変形量)$$

となる．

6 安全率

固体材料の塑性変形は，力を受ける機能の破綻を意味する．したがって，材料の降伏応力を実際の応力が上回ると危険である．細長い材料の単純な引っ張りや圧縮の働きかけの場合は，式（2-2 応力）により応力の大きさが推定できるので，推定された応力 σ が，降伏応力 σ_y をこえないようにしておかねばならない．式で表すと，

$$\sigma_y > \sigma \qquad (2\text{-}10\ \ 非破壊条件)$$

となる．

降伏応力は，材質ごとに測定された実験値であり，統計的なばらつきが含まれるので正確に求めるのはむずかしい．外部からの働きかけの大きさも，厳密に予測することはできない．そこで，降伏応力 σ_y が予測応力 σ の数倍となるような設計が望ましいとされている．この倍率 c を**安全率**という．

$$c = \frac{\sigma_y}{\sigma} \qquad (2\text{-}11\ \ 安全率)$$

安全率は，一般の機械では経験的に 2 ～ 3 の値に設定されている．

外部からの働きかけの力 F を変えることはできないので，十分な安全率を得るには，

①形状強度の増加：断面積 A を大きくする．

②強い材質選択：降伏応力の大きい，強い材料を用いる．

の 2 つの方法が考えられる．重い荷物を運ぶトレーラーに大きい車輪が用いられるのは①の原理による．体外循環ポンプにおいて，応力の低いハウジング部分にプラスチックス，応力の高い回転軸に金属が用いられるのは②の原理による．

7 体積弾性率

水中に置かれて圧力（三次元静水圧）を受ける固体材料は，すべての方向から圧縮力を受ける．このようなときは，せん断応力がどこにも発生しない．そのため，深海に浮遊するクラゲは，ひ弱な体であっても破壊しない．

水中の圧力による変形は全方向の収縮であるので，その尺度として体積の変形量 ΔV［m^3］を用いる．さらに，縦ひずみと同様の考え方で，全体積 V［m^3］との比を体積ひずみとよぶ．体積ひずみ ε_V は，

$$\varepsilon_V = \frac{\Delta V}{V} \qquad \text{(2-12　体積ひずみ)}$$

と表される．また，弾性体では圧力と体積の変化が比例すると考え，圧力変化 Δp［Pa］と体積ひずみの比を**体積弾性率** K［Pa］という．圧力変化と体積ひずみの関係は，拡張フックの法則と同様，

$$\Delta p = -\varepsilon_V K \qquad \text{(2-13　体積弾性率)}$$

となる．符号のマイナスは，圧力上昇で体積が縮小するためである．

体積弾性率は，縦弾性係数と同様，材質に固有の物性値である．液体の水の場合，縦弾性係数はほぼゼロであるのに対して，体積弾性率は 2.2 GPa である．したがって，圧力による水の体積変形は，相当な高圧下でもわずかである．気体の場合は，体積弾性率が小さいので，圧力による体積変化は大きい．

8 梁の強さ

医療現場において，**図 2-19** のように，細長い棒状の機材の先に点滴パックなどを吊すことがある．点滴パックを支えている部分のように，水平に細長く伸びた材料を梁（はり）という．また，一端のみを支柱に固定し，他端で力を受ける梁を片持ち梁という．丸木橋のように，両方の端を支える場合は両端支持梁という（**図 2-20**）．梁に対する外部からの働きかけは，曲げによる働きかけであり，梁の内部に力のモーメントが伝達される．梁に働く力のモーメントを**曲げモーメント**という．

曲げの働きかけは，引っ張りや圧縮の働きかけと異なり，荷重を受けた部

図 2-19　片持ち梁の曲げモーメント

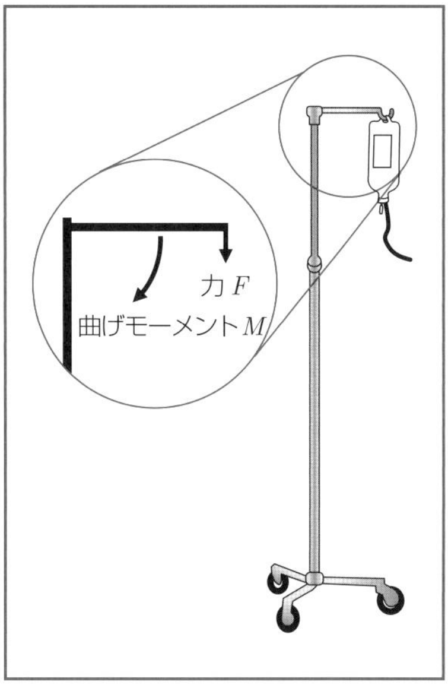

図 2-20　曲げによる破壊

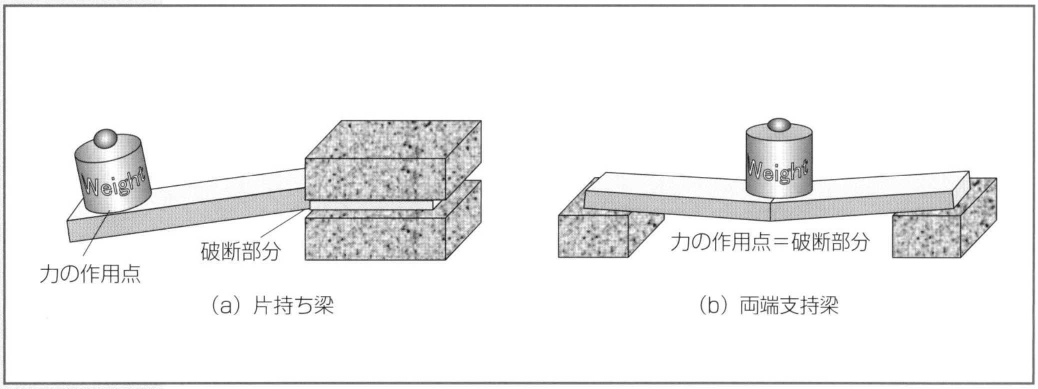

分でもっとも大きな応力が発生するわけではない．たとえば，**図 2-19** のような片持ち梁の場合は，支柱との結合部でもっとも大きな応力が発生する．これは，力のモーメントが，力を受けた部位から梁を支持する部位までの距離に比例して増大し，同時に梁に発生する応力も増大するためである．

1—曲げモーメント図

梁の内部の各部の力のモーメントを線分の長さで表示し，**図 2-21** のように梁の片側に描いた図を曲げモーメント図という．片持ち梁の場合，力を受けた部分からの距離に比例して曲げモーメントが増すので，曲げモーメントの包絡線は，力を受けた部位から支持する部位に向かって広がる直線にな

図 2-21　曲げモーメント図

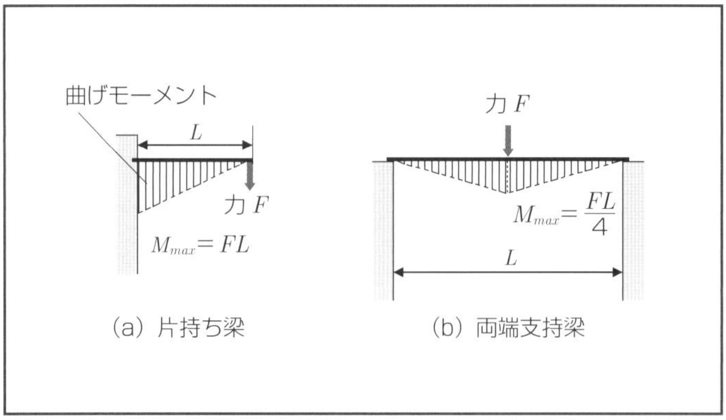

る．したがって，長さが L［m］の梁に力 F［N］が働いた場合，曲げモーメントの最大値 M_{max}［Nm］は，

$$M_{max} = FL \qquad \text{(2-14　片持ち梁の曲げモーメント)}$$

となる．一方，長さ L［m］の両端支持梁の場合は，長さ $L/2$ の片持ち梁に $F/2$ の力が働いた場合と同じ条件（等価）になるので，

$$M_{max} = \frac{FL}{4} \qquad \text{(2-15　両端支持梁の曲げモーメント)}$$

となる．つまり，同じ重さを支えるといった類似の条件で，両端支持梁の受ける曲げモーメントは同じ長さの片持ち梁の 4 分の 1 となり，相当に小さい．すなわち，破損の危険が少ない．

2—梁の変形に対する強さ

変形や破壊は，固体材料の内部の応力の働きによって発生する．曲げモーメントの働きかけによる破壊も，応力が材質の強度にあたる降伏応力をこえると発生する．したがって，変形や破壊に抵抗する，すなわち曲げ強度を高めるには，梁を降伏応力の高い材質にするか，あるいは発生する応力をおさえる工夫が必要になる．

たとえば，垂直応力を低減させる際に断面積を広げるのと同じように，梁を太い材料にすることで，応力を低減させることができる．ただし，曲げの働きかけで発生する応力は，式（2-2　応力）の垂直応力と断面積の単純な関係ではない．同じ断面積の梁においても，曲げ強度が大きく異なることがある．**図 2-22** のように，曲げの働きかけに対して梁が縦長の場合は強く，同じ断面積でも横長の場合は弱い．この理由は，曲げモーメントによって発生する応力の大きさが，梁の形に依存して変化するからである．

図 2-22　断面の形と曲げ強度

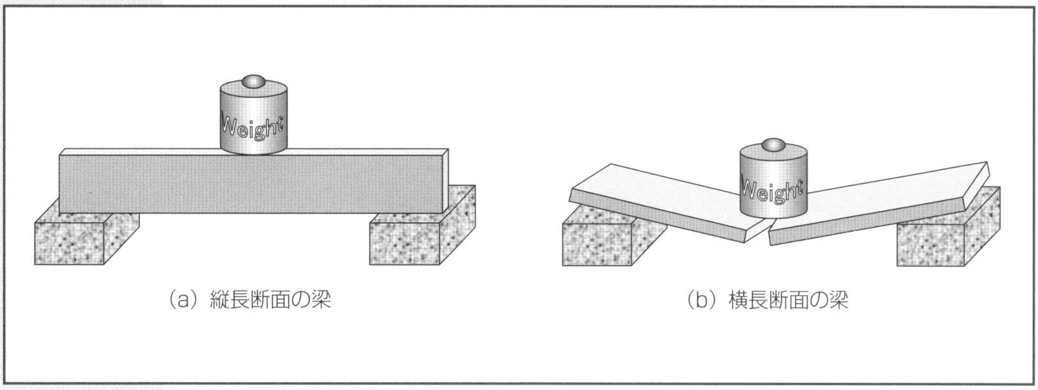

同じ断面積でも，縦長断面の方が強い．

図 2-23　梁の変形

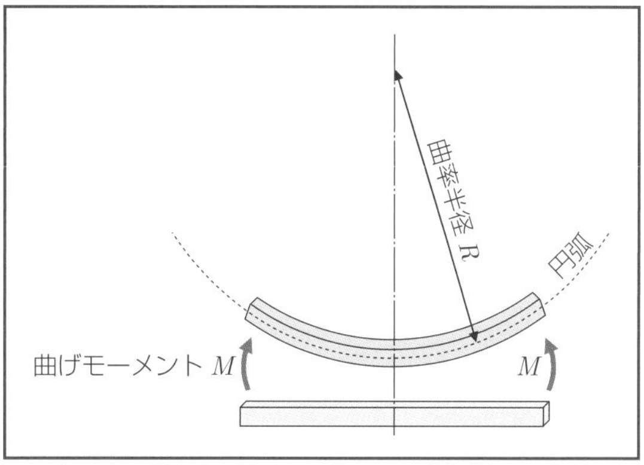

曲率半径 R が小さいほど変形が大きい．

梁が曲げモーメントを受けて変形すると，**図 2-23** に示すように，全体の形状が湾曲する．この形状を円弧に近似すると，円弧の半径を変形の度合いを示す尺度にできる．この半径を曲率半径 R [m] という．曲率半径が大きいほど曲線はなだらかで，曲率半径が小さいほど急カーブになる．

図 2-23 のように，梁が曲げモーメント M [Nm] を受けて弾性変形したとき，詳細な解析によって，曲率 $1/R$ [m] が次式のように求められる．

$$\frac{1}{R} = \frac{M}{EI} \qquad \text{(2-16　曲げにおけるフックの法則)}$$

Tips 曲率

曲率半径と曲げの働きかけによる湾曲の程度は，大小関係が逆になっている．これを修正して一致させるために，曲率半径の逆数 $1/R$ [m^{-1}] を曲率と名付けて用いることがある．曲率が大きいほど急な湾曲となる．

ここで，E［Pa］は縦弾性係数，I［m^4］は**断面二次モーメント**である．断面二次モーメントは，形状としての梁の強度の尺度であり，その値は，梁の断面の大きさと形から求められる（Tips：断面二次モーメント）．

3—梁の破壊に対する強さ

固体材料に発生した応力が，その材料の物性としての降伏応力をこえると破損する．したがって，曲げモーメントによる働きかけを受けたときに発生する応力は小さい方が強い．

梁の変形の解析（Tips：断面二次モーメント）により，中心軸から距離 y［m］の部分における垂直応力 σ［Pa］が，縦弾性係数 E［Pa］と断面二次モーメント I［m^4］によって表される．

$$\sigma = \frac{M}{I} y \qquad \text{(2-17　梁の応力分布)}$$

この式に示されるように，垂直応力は中心軸からの距離に比例する．中心軸を含む面を挟んで正負が逆転するので，梁の上半分では引張応力，下半分では圧縮応力となる．

式（2-17　梁の応力分布）に示されるように，梁に発生する応力 σ は，梁の中心軸を含む面からの距離 y に比例するので，この値が最大になる点，すなわちもっとも離れた部分で発生する．そのときの応力は，断面二次モーメント I を用いて，

$$\sigma_{max} = \frac{M}{I} y_{max}$$

と表される．ここで，

$$Z = \frac{I}{y_{max}} \qquad \text{(2-18　断面係数)}$$

とおくと，もっとも大きい応力 σ_{max} は，

$$\sigma_{max} = \frac{M}{Z} \qquad \text{(2-19　梁の最大応力)}$$

と表される．ここで定義した Z［m^3］を**断面係数**という．梁に加わった曲げモーメント M を断面係数 Z で割ると最大の応力 σ_{max} が算出される．

断面係数が大きいほど発生する応力は小さいので，破壊の危険が少ない．断面二次モーメントは，梁の断面形状によって大きさが決まるので，式（2-18　断面係数）に示される断面係数も断面の形状のみによって大きさが決まる．したがって，梁の断面形状による破壊に対する強さの尺度になる．

固体材料に垂直応力が働く場合には，弾性変形に対する形状の強さと破壊に対する形状の強さの尺度がともに断面積の大きさになる．それに対して梁

の曲げの場合は，変形に対する形状の強さの尺度が断面二次モーメント I であり，破壊に対する形状の強さの尺度は断面係数 Z になる（**表 2-2**）.

長方形の断面をもつ梁においては，梁の縦幅が，横幅より曲げによる変形や破壊に対する影響が大きいので，同じ断面積の梁でも，縦長断面の梁の方が曲げの外力に対して強い（**図 2-22**）.

Tips　断面二次モーメント

梁が変形して中心軸の曲率半径が R［m］になったとき，中心軸を含む平面から y［m］の距離の部分で描いた円周の半径は，$R+y$ である．したがって，この位置でのひずみ ε_y は，円周の長さ $2\pi R$ と伸びた長さ $2\pi y$ の比率から，

$$\varepsilon_y = \frac{y}{R} \qquad \text{(2-20　梁のひずみ)}$$

となる．また，ここでの応力は，縦弾性係数を E とすると，式（2-8　拡張フックの法則）より，

$$\sigma = \frac{yE}{R} \qquad \text{(2-21　梁の応力)}$$

となる．この部分の微小面積 ΔA［m^2］に発生する中心軸周りの力のモーメント ΔM［Nm］は，**図**に示すように，断面上でモーメントの腕の長さが y，発生する力が垂直応力と面積の積 $\sigma\Delta A$ であるから，

$$\Delta M = \left(\frac{E\Delta A}{R}\right)y^2 \qquad \text{(2-22　曲げモーメントの分布)}$$

となる．さらに，断面全体の微小な曲げモーメントの総和が全体の曲げモーメントに等しいので，

$$M = \frac{E}{R}\sum_{n-1}^{N} y^2 \Delta A \qquad \text{(2-23　曲げモーメント)}$$

となる．ここで，総和の部分を，

$$I = \sum_{n-1}^{N} y^2 \Delta A$$

とおく．さらに，微小面積を無限小として面積積分で表すと，

$$I = \oint_A y^2\, dA \qquad \text{(2-24　断面二次モーメント)}$$

となる．I［m^4］は，梁の断面二次モーメントと名付けられている．したがって，外部からモーメント M が弾性係数 E，断面二次モーメント I の梁に働いたときの曲率 $1/R$ は，

$$\left(\frac{1}{R}\right) = \left(\frac{1}{EI}\right)\cdot M \qquad \text{(2-25　曲げにおけるフックの法則)}$$

と示される．E と I は，いずれも大きいほど曲率が小さいという点で，梁の変形強度を示している．E の大きさは材質としての変形強度，I の大きさは形状としての変形強度である．

断面二次モーメントは，梁の断面の形から，式（2-23）によって算出される．たとえば，**図**のように，断面の厚みが b［m］，高さが h［m］の長方形の梁の場合，

$$I = \int_{-b/2}^{b/2}\int_{-1/h}^{1/h} y^2\, dy\, dx$$

$$= \frac{bh^3}{12}$$

となる．曲げ強度に対する影響は，梁の厚み b が単純な比例であるのに対して，高さ h の影響は非常に大きく，3 乗に比例することがわかる．

梁断面の微小面

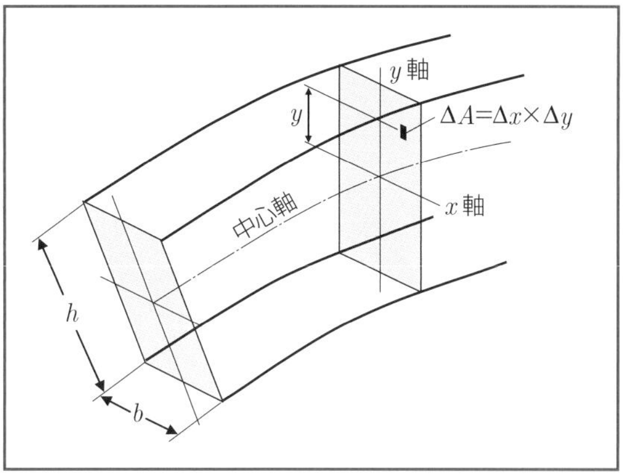

表 2-2　断面二次モーメントと断面係数

形状	断面二次モーメント I [m^4] 断面係数 Z [m^3]
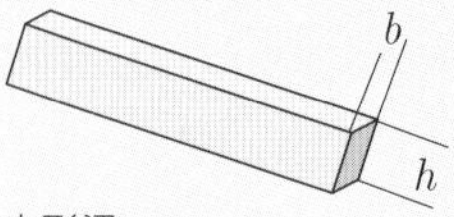 方形梁	$I=\dfrac{bh^3}{12}$ $Z=\dfrac{bh^2}{6}$
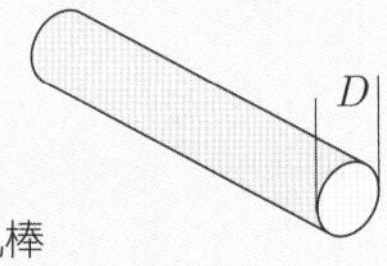 丸棒	$I=\dfrac{\pi D^4}{64}$ $Z=\dfrac{\pi D^3}{32}$

9 大変形による破局的破壊

医療現場では，液体や気体の輸送のためのチューブやカニューレなどの配管に，ポリ塩化ビニルやシリコーンなどの高分子材料が用いられる．高分子材料は，金属やセラミックスより柔軟で，大きく変形しても破損しないので，患者の姿勢や位置の変化に柔軟な対応が可能である．しかし，大きい変形が強度を大きく変える場合があり，破局的な変形の増大を生むことがある．

1—座屈

引っ張りによる伸びの変形は，**図 2-12** に示したように，材料の断面を細くする変形を伴うので，断面積を減少させる．断面積の減少は，変形に対する強度を減少させる．引っ張り力と伸びの比例関係が崩れて，伸びが加速的に増大する．

圧縮変形の場合には，**図 2-12** に示すように，断面積が増加するので，引っ張り変形の場合のような強度低下は起きない．しかし，**図 2-24** に示すように，細長い固体材料に圧縮が働く場合には，突発的に折れ曲がりが発生することがある．折れ曲がると，棒状材料に圧縮が働いている状態から，片持ち梁に曲げモーメントが働く状態に外力の働きかけの様式が遷移する．その結果，変形が破局的に増大する．この現象を**座屈**という．

座屈は，曲げやねじりの働きかけによっても発生する．曲げが働くと，断面の片側に圧縮応力が発生する．チューブやカニューレなどの円管に曲げが

図 2-24　圧縮の働きかけによる座屈

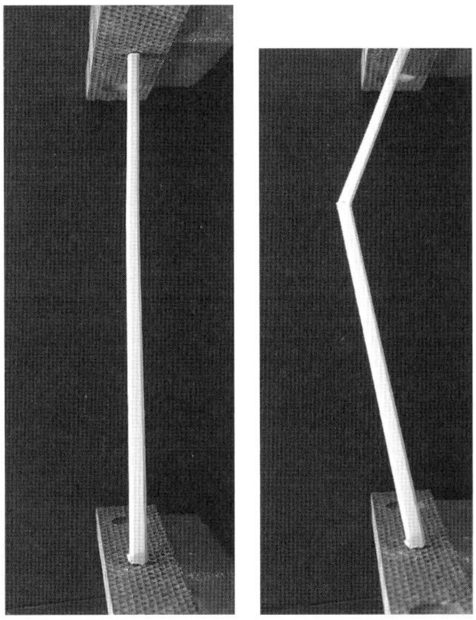

図 2-25　シリコーン円管の座屈

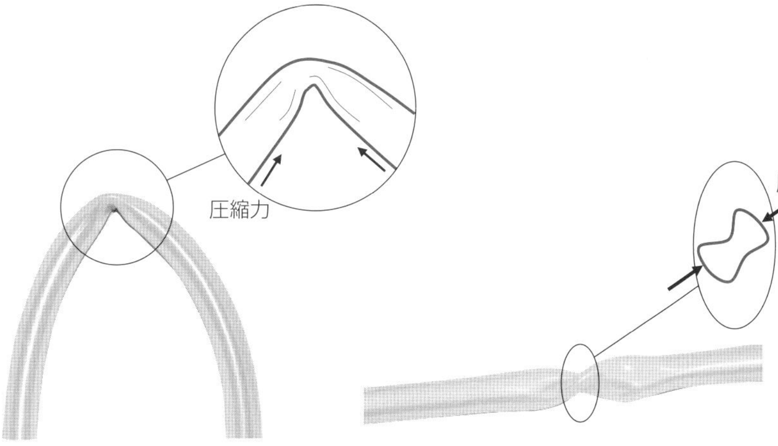

(a) 曲げによる座屈　　(b) ねじりによる座屈

働くと，**図 2-25 a** に示すように，曲率の内側で座屈を起こすことがある．座屈により破局的な折れ曲がりが発生すると，配管内の流れが阻害される．ねじりが働いた場合も円周方向に圧縮が発生するので，曲げと同様に，**図 2-25 b** に示すように座屈が発生することがある．

日常使うストローには，座屈変形を防いで流れを確保するためのじゃばら構造が一部に設けられている（**図 2-26**）．じゃばら構造は，引っ張りに対する形状強度が低く，圧縮に対する形状強度が高い．そのため，曲げの働きかけに対して圧縮側の縮み量が小さくなり，座屈を防ぐことができる．人工呼

図 2-26　ストローの折り曲げ

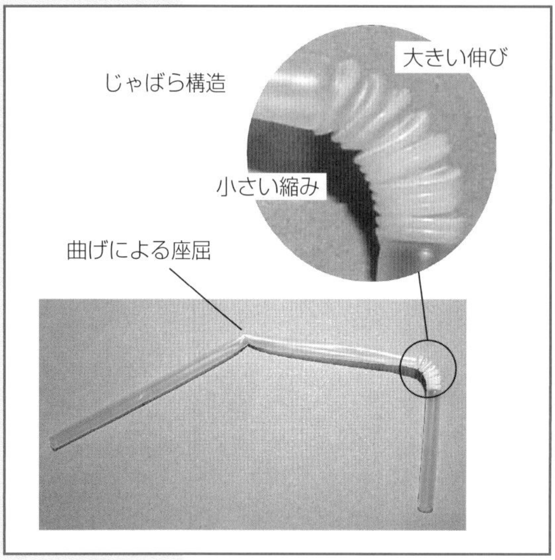

じゃばら構造により大変形に耐える.

図 2-27　人工呼吸器の配管

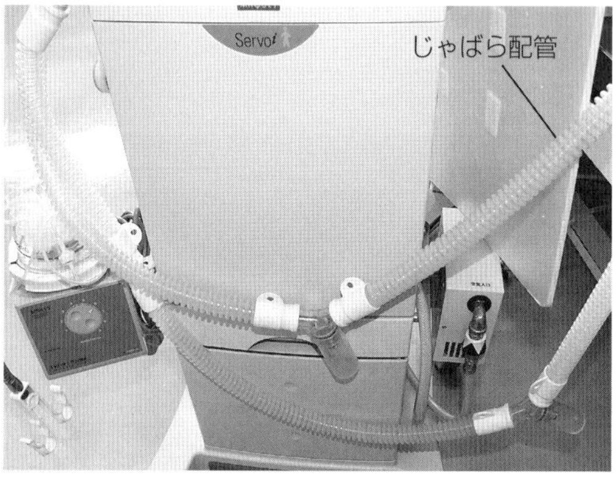

吸器などの医療機器の配管においても，じゃばらが用いられている（**図 2-27**）.

2—内圧を受ける容器

脳ドックなどで動脈瘤が発見された際，破裂予防の処置を施すか否かについての判断は，合併症の頻度を考慮する必要もあり，むずかしい問題になっている.

断面積 A［m^2］の球状容器において，**図 2-28** のような力の釣り合いが成り立つので，容器内部の圧力を p［Pa］とすると，管壁に加わる力 F［N］は，

$$F = Ap$$

となる．したがって，**図 2-29** のように，直径 D［m］，厚さ t［m］の球状容器に動脈瘤を近似すると，壁面での引張応力 σ［Pa］は，力を断面積で割って，

$$\begin{aligned}\sigma &= \frac{\pi r^2 p}{2\pi r t} \\ &= \frac{Dp}{4t}\end{aligned} \qquad \text{(2-26　壁面応力)}$$

となる．この式は，応力が半径に比例することを示している．すなわち，変形が進んで半径が増大すると，それに伴いさらに応力が増大する．血管壁

図 2-28　内圧と壁面の力の釣り合い

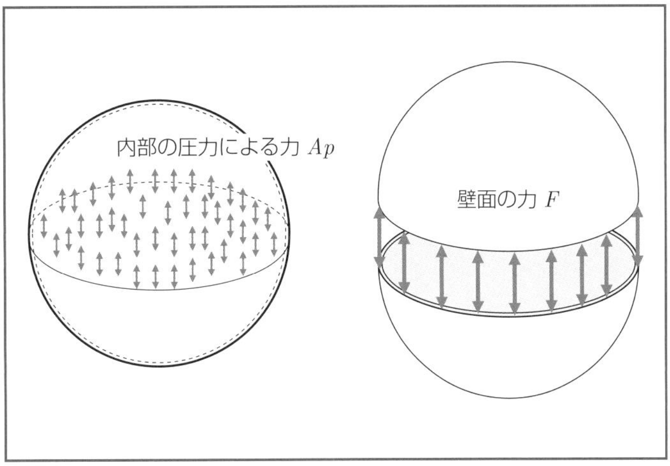

図 2-29　動脈瘤のモデル

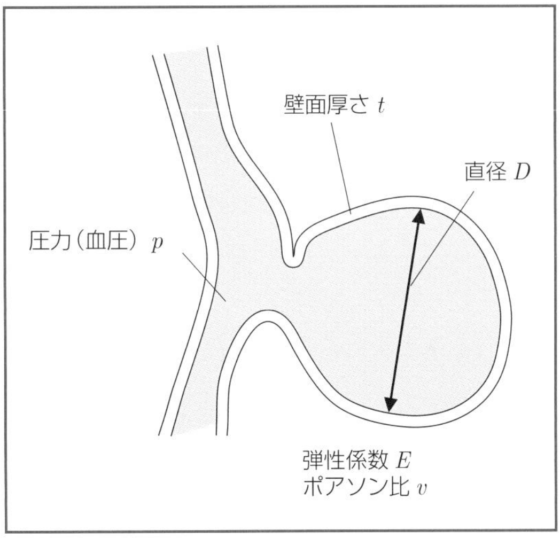

は，変形による半径の増大に伴い薄くなるので，応力の増大が促進される．そして，応力が血管壁の強度をこえると動脈瘤が破裂する．これは，動脈瘤の膨張が始まると，静止する条件が存在しないことを意味する．

一方，検診で発見される動脈瘤は，一時的にせよ膨張が止まっていることを意味する．このことは，なんらかの理由で膨張が止まっているならば，動脈瘤が安定していて破裂の危険性が乏しいことを意味する．これは，疫学的調査の結果[5)]でも示されている．脳動脈瘤の予防処置は，合併症の危険性が大きいので，適応には慎重な判断が望まれる．

10 トライボロジー

機械部品の**摩擦**，**摩耗**は，機械の機能や耐久性に大きく影響する重要な問題である．また，摩擦，摩耗は，機械部品の接触部分で起きるので，真の**接触**とは何かといった問題も，それらを防ぐ**潤滑**の技術を考えるうえで重要である．これらの境界面での諸現象を扱う学術分野を**トライボロジー**とよぶ．

1—真実接触

図 2-30 a のように，金属の角材が平板と接触すると長方形の部分で接触しているようにみえる．しかし，現実には，**図 3-30 b** のように，金属表面に微細な凹凸があるので，接触は凸部の頂点のみで起きる．凹凸のサイズが非常に小さいので，真の接触部分は，みかけの接触面のなかにちらほらと点在するのみである．

図 2-31 のように，押し込み力が加わった場合，材料が柔らかければ接触面積は広く，硬ければ狭くなる．したがって，押し込み力と接触面積の比が，材料の硬さの指標となる．それが，材料の押し込み硬さの定義とされている．この定義により，押し込み硬さ H_v ［Pa］が求められていれば，真の接触部分の全面積，つまり**真実接触面積** A_{real} ［mm^2］を求めることができる．

$$A_{real} = \frac{F}{H_v} \qquad \text{(2-27　真実接触面積)}$$

ここでは，F ［N］は押し込み力である．たとえば，電気接点において，材質が銅合金で，押し込み硬さが約 1.5 GPa の場合を考えてみる．プラグを

図 2-30　みかけの接触と真実接触

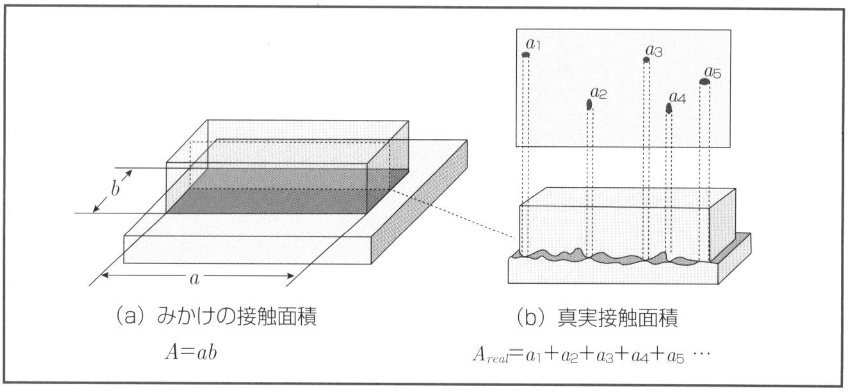

図 2-31　押し込み力と接触面積による硬さの定義

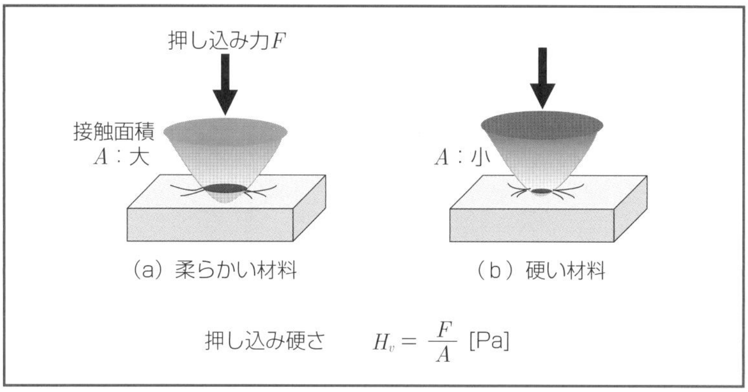

硬い材料ほど接触面積が小さい.

図 2-32　老朽化した電気プラグ表面

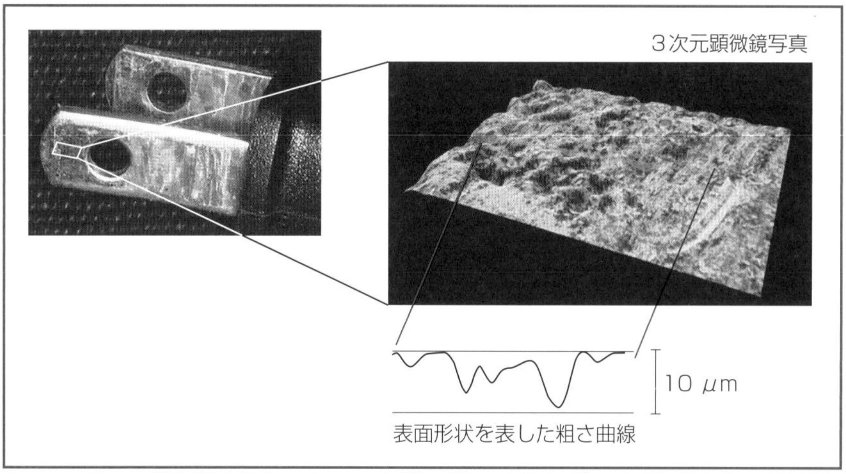

差し込む際に接点を押す力は 15 N（約 1.5 kgf）程度であるから，真実接触面積の大きさは 0.01 mm^2 となる．一方，家庭用の 100 V 電源のコンセントとプラグの接触面をみると，みかけの接触面積が 10 mm^2 程度なので，真実接触面積は，みかけの接触面積の 0.1%の大きさである．

医療機器の多くは電子機器で，その配線には，スイッチやプラグなど金属同士の接触で電気を通す部品が多く使われている．しかも，塩類溶液などが侵入する可能性も高い．もし，接続部品の老朽化に伴い電気の不導体である酸化物が接点の金属を覆うと（**図 2-32**），見かけ上接触しているにもかかわらず，通電不良が発生することがある．その原因は，真実接触面積の比率がきわめて小さいからである．

ゴムやプラスチックスなどの柔らかい材料の接触の場合は，硬さに関連する塑性変形のみならず，弾性変形も大きいので，推定される真実接触面積が

図 2-33　柔らかい材料による漏れ止め

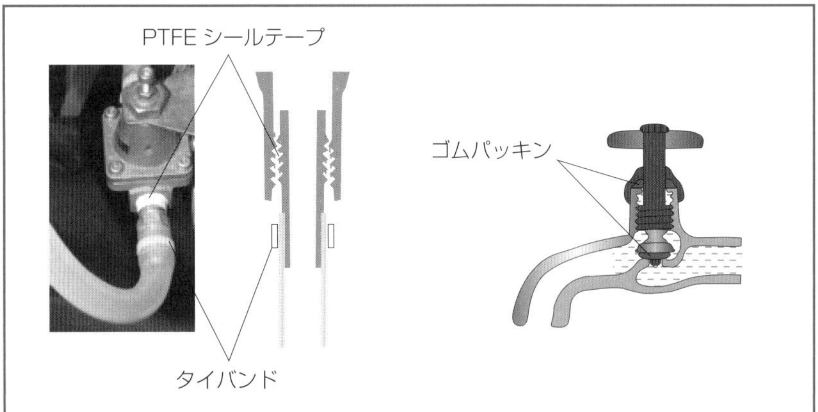

(a) 透析装置　配管コネクタ　　(b) 水道の蛇口

みかけの接触面積をこえる大きさになる．実際には，真実接触面積がみかけの接触面積をこえることはできない．したがって，柔らかい材料の場合は両者が等しくなる．

透析装置などの配管のコネクタにおいて，液漏れを防ぐには結合部分の隙間を塞ぐ必要がある．その際，金属部品同士では真実接触面積が小さいので，接触しない部分ができて隙間ができる．そこで，PTFE のシールテープやゴムパッキンなど，柔らかい材料を接触部分に配置して，真実接触面積を拡大することで対応する方法が用いられている（**図 2-33**）．また，シリコーンゴムなどの柔らかい配管と結合する部分には，結合部分の外側にタイバンドを巻いて押し込み力を増幅して，真実接触面積を拡大する方法が用いられる．水道栓なども，結合部分にゴムパッキンを配置し，漏れ止めを図るとともに，ネジを回すことで押し込み力をコントロールし，接触面積を変えることで流量を調節している．

2—摩擦

経済摩擦や人間関係の摩擦といった言葉が示すように，摩擦は，何かの動きを妨げる抵抗を意味する言葉として一般的に用いられている．しかし，自然科学分野に限定すると，2 つの物を互いに滑らせる際の抵抗力として，摩

Tips **表面粗さ**

機械部品の表面の凹凸の程度を示す尺度を，表面粗さとよぶ．表面粗さは，表面の形状を曲線で表し，その平均的な振れ幅から求められる．その値を中心線平均粗さとよび，記号として R_a [μm] が用いられる．**図 2-32** のプラグ表面の R_a は約 5 μm である．

図 2-34　摩擦力は接触部分のせん断応力に由来する

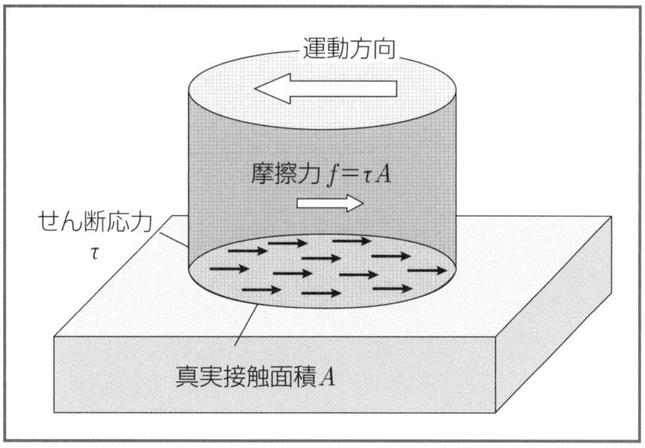

図 2-35　摩擦力と摩擦係数

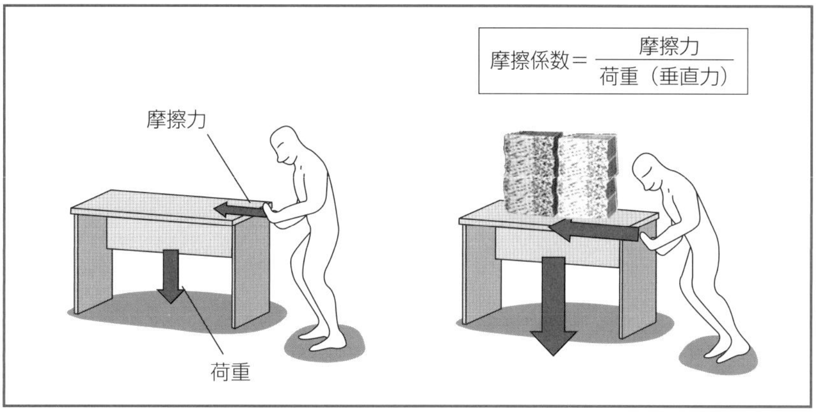

重い物は床面との間の垂直抗力が大きいので摩擦力が大きく，軽い物は摩擦力が小さい．
摩擦面が同じならば，摩擦係数は同じ．

擦が定義される．

機械が動作するとき，軸と軸受けのように動作部分とそれを支持する部分の間で滑りが発生する．滑るときは，真の接触部分の近傍が破断する．したがって，摩擦力 f［N］は，接触部分のせん断強さ τ_s［Pa］と真実接触面積 A_{real} の積となる（**図 2-34**）．

$$f = \tau_s A_{real}$$

さらに，式（2-27　真実接触面積）より，

$$f = \frac{\tau_s}{H_v} F$$

となる．一方，押し込み力（垂直抗力）と摩擦力の比例係数 μ は，**摩擦係数**と定義されており（**図 2-35**），

$$f = \mu F \qquad (2\text{-}28\ \ 摩擦係数)$$

となる．したがって，摩擦係数は，強さと押し込み硬さの比であることが示される．

$$\mu = \frac{\tau_s}{H_v}$$

せん断強さと押し込み硬さは，いずれも材料の性質である．したがって，摩擦係数が，垂直抗力の大きさや接触面のみかけの接触面積にかかわらず一定になるという一般に知られた法則（クーロン・アモントンの法則）に一致する．

金属同士が滑るときの摩擦係数は 0.3 ～ 0.5 である．しかし，摩擦係数は，摩擦速度，温度，湿度，相手側の材質，潤滑状態などの条件次第で大きく変化する．一般に知られている静摩擦と動摩擦の相違はその一例である．

通常の金属同士の摩擦についても，宇宙空間のような高真空中では，接触面の凝着現象により，境界面でのせん断強さが上昇するため，摩擦係数が 100 をこえる莫大な数字になる．この現象は，宇宙ロケットの制御システムの動作不良の原因になっている．

タイヤのゴムや皮膚表面の摩擦は非常に高い．いずれも，柔らかい材料で大きく弾性変形するので，真実接触面積が広がってみかけの接触面積に一致する．しかも，繊維が拘束されていて，その端面が露出して相手面と結合しやすい．

手指，足指の摩擦の高さは，身体の運動機能を支えるうえで重要である．とくに，足指の摩擦は転倒の危険性とかかわるので重要である（Tips：歩行の安全条件）．

3―摩耗

摩擦により接触部分がすり減る現象を摩耗という．また，摩耗によって摩擦面から発生する破片を摩耗粉という．黒板に字を書くチョーク，鉛筆の芯，毛筆に使う墨などは，それらの摩擦によって得た摩耗粉を有効利用して文字や絵を描く．ただし，一般の機械工学分野では，軸と軸受けなどの機械部品の摩耗が接触面の形状を変化させ，機械の機能を阻害するので，有害な現象である．

摩耗は，真実接触面で起きる．よって，式（2-27　真実接触面積）にしたがって，押しつけ荷重 F［N］に比例して接触面積が増すと，摩耗量は増すと考えられる．また，摩擦が摩耗の原因であるから，摩擦距離 L［m］が増すとそれに比例して摩耗は増大すると考えられる．これらの影響を単純な

比例関係と考えると，摩耗体積 V [m^3] は，

$$V = wFL \qquad \text{(2-29　摩耗法則)}$$

と表される．この式の比例定数 w [m^2/N] を比摩耗量とよぶ．摩擦部分の耐久性，すなわち耐摩耗性を定量的に表現する尺度としてこの値が用いられる．比摩耗量が小さいほど摩擦面材料の耐摩耗性が高いことを意味する．

医療現場において，摩耗が深刻な問題を発生したのは，長期使用された人工関節である．人工関節の摩耗は，人工関節本体の機能の喪失のみならず，周囲の生体組織への有害な反応が発生するという点で，深刻な合併症のひと

Tips　歩行の安全条件

歩行の際，踵が接地した瞬間，踏み出した足が前方に滑ると転倒する．転倒を防ぐには，前方への踏み出し力を摩擦力が支えなければならない．したがって，安全条件は，

　摩擦力＞踏み出し力

となる．これらの力は，足底反力を W [N]，踏み出し角度を θ [rad]，摩擦係数を μ とすると，**図 a** に示す幾何学解析により求められて，

　摩擦力＝ $\mu W \cos\theta$

　踏み出し力＝ $W \sin\theta$

となる．したがって，摩擦係数と踏み出し角度の関係によって，安全条件は，

$$\mu > \tan\theta$$

と表される．この条件により，通常の踏み出し角度である 15 度程度であれば，摩擦係数が 0.3 以上でなければ転倒の危険性があることがわかる．石鹸水で汚染した床面とか，雪やバナナの皮などの滑りやすい物を踏むと，転倒の危険性がある [6]（**図 b**）．ただし，踏み出し角度を小さくすれば，雪の上でも安全である．

わが国で，平らな床で滑って命を落とす人の数は，年間に 5,300 人をこえている [7]．これは，交通事故死に匹敵する数となっている．足を滑らせて転倒するのはきわめて危険である．また，手指の摩擦は加齢に伴い低下するので [8]，杖や手摺りが滑りやすくなる．高齢者はとくに注意が肝要である．

a　歩行の安全条件

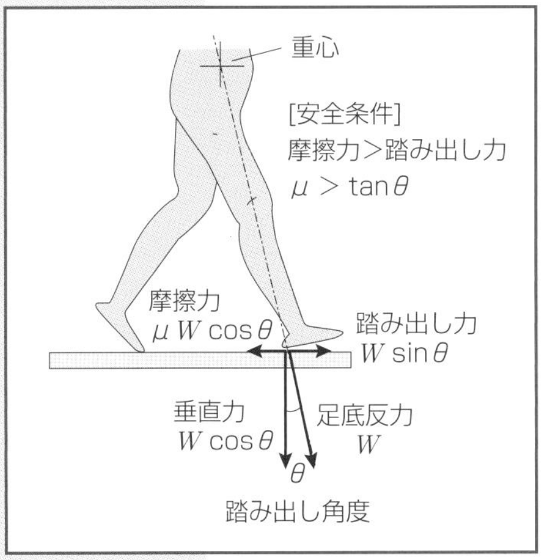

踏み出し角度 15 度の場合，安全のための摩擦係数は 0.3 以上．

b　身の回りの摩擦係数 [6, 8]

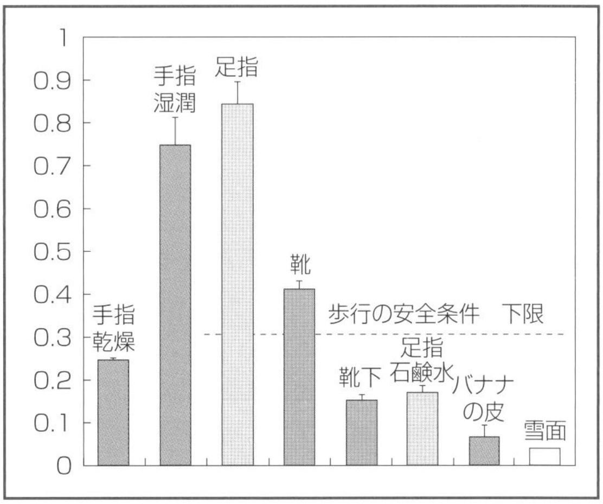

相手面はプラスチックス板．

図 2-36　人工膝関節の摩耗粉により発生した組織反応

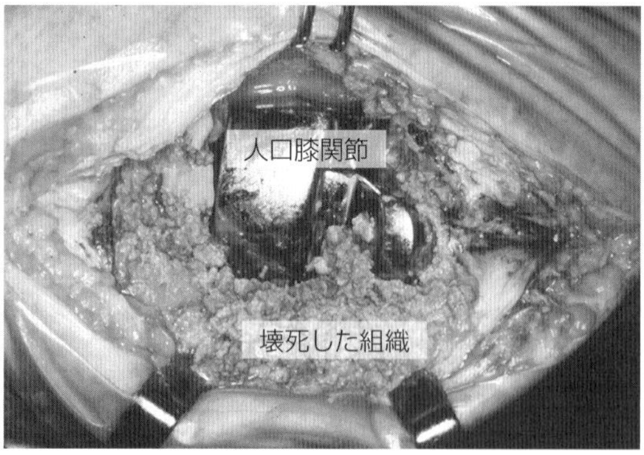

人工膝関節挿入手術後 7 年経過例 [1].

つになっている [1]．摩耗量が摩擦距離に比例するので，長期間体内に設置されると，**図 2-36** のように，大量の摩耗粉が発生して，生体への影響が大きい．摩耗を低減するための潤滑技術が重要となっている．

4—潤滑

摩擦，摩耗を減らすために滑りをよくする技術を**潤滑**という．機械軸受けなどの摩擦部分は，金属部品同士が接触している．金属の構造は，原子核が電子の海に浮遊している．この構造は，いかなる種類の金属も共通である．したがって，金属の部品同士が接触すると，その境界が凝着する性質がある．その結果，滑り面での摩擦が上昇し，同時に摩耗が増える．したがって，摩擦，摩耗を減らすには，金属の凝着を防ぐ必要がある．

その代表的な方法が，油の塗布である．その油は，用途の通り潤滑油とよばれている．潤滑油は石油から作られる．石油は，生物由来の有機高分子物質であるから，繊維の集合体である．その分子は，主鎖を構成する強固な炭素結合の周囲を水素などの原子が構成する側鎖で包む構造をしている．側鎖同士は互いに電気的に反発するので，隣り合う繊維は触れ合うことを避け

Tips

シリンジポンプのサイフォニング

シリンジポンプを設置する際に，押し子と内筒の間のフックをかけ忘れて，薬剤が急速に流れ出すトラブルが発生することがある．**サイフォニング**とよばれるこのトラブルは，シリンジの内筒を引く力が，内筒と外筒の間の摩擦力を上回るときに発生する．摩擦係数は 0.3 程度で，内筒と外筒の間の押しつけ力はたかだか数 N であるから，内径 30 mm のシリンジで耐えられる圧力は 1 kPa 程度と推定される．したがって，約 10 cm 以上の落差があると滑り始める．逆に，落差が小さいときには滑らないので，フックのかけ忘れが気づかれない原因となる．もしも，患者の動作などで落差が変化して滑り始めると，シリンジ内の薬剤が流失するまで止まることはないので，重大な医療事故につながる危険性がある．

図 2-37　高分子物質による潤滑のしくみ

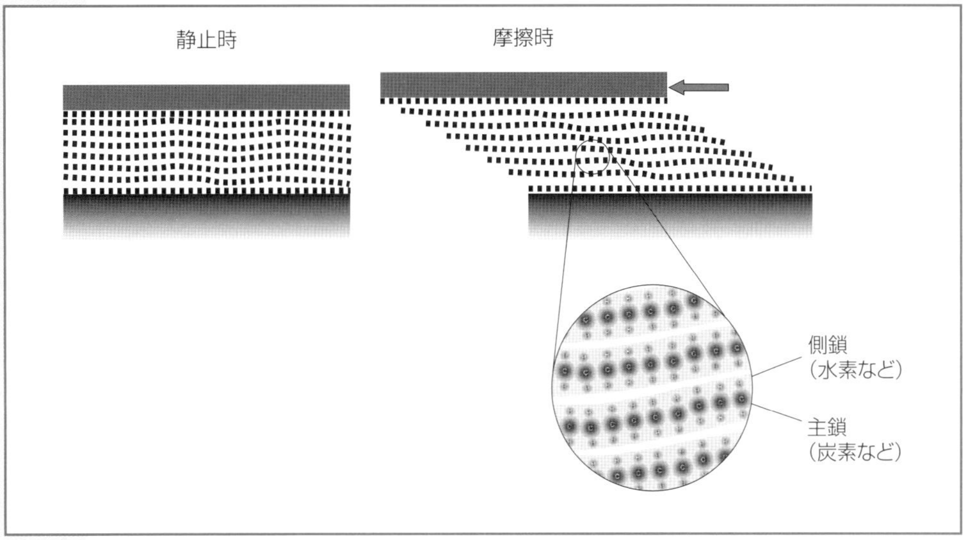

繊維の軸方向には強固な共有結合．
側面同士は電気的に反発して結合しないので，繊維の間で滑る．

る．その結果，隣り合う繊維の側面の間では滑りがよい．油による潤滑はその性質を利用している．バナナの皮など，ヌルヌルの粘液が滑りをよくする仕組みも同様で，粘液の成分が高分子の繊維であることによって潤滑効果が生まれる（**図 2-37**）．

なお，医療機器に多く用いられているアクリル樹脂，塩化ビニールなどのプラスチックス素材の場合は，その摩擦部分に金属用の潤滑油を使うことが禁止されている．なぜかというと，工業用潤滑油をプラスチックスに塗布すると，化学反応によってプラスチックスの分子鎖が破壊されて亀裂が発生するからである．したがって，プラスチックスの摩擦部分の潤滑剤には，反応性の乏しいシリコーンオイルを用いるのが正しい選択となっている．

なお，人工関節などの体内設置の医療器具や，体外循環ポンプのように血液と直接触れ合う医療機器の場合は，液体の潤滑剤は，周囲に拡散して患者に悪影響を及ぼすので使えない．そうした機器においては，摩擦部分にプラスチックスを用いることで滑りをよくする方法が用いられる．ただし，プラスチックスは，面積あたりの強度が乏しい（降伏応力が小さい）ので，接触圧力が高いと危険である．形状デザインによって，みかけの接触面積を広くする工夫が絶対に必要である．

摩擦面そのものに高分子材料（プラスチックス）を用いた場合の潤滑効果は，自己潤滑性とよばれる．敷居に蝋《ろう》を塗布すると滑りがよくなる仕組みも同様である．靱帯や筋肉などの生体組織においても，繊維の間の滑りが，摩

図 2-38　ヒト膝関節後十字靱帯

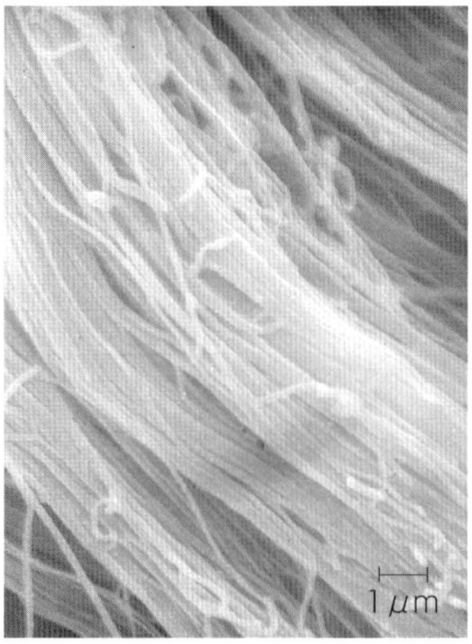

電子顕微鏡像．繊維の側面は分離．

擦による動作不良の発生を防いでいる（**図 2-38**）．とくに，筋肉はアクチンとミオシンの間で滑り運動している．これらの細繊維同士の摩擦抵抗は，理論上，ほぼ皆無である．もし，筋肉や靱帯の繊維の間に水分子があると，その凝集力によって，巨大な摩擦抵抗が発生する．したがって，潤滑液は存在しない．繊維間の完全な自己潤滑となっている．

参考文献

1）室田景久，他編：整形外科診断治療講座 15 人工関節・バイオマテリアル．172 ～ 173，メジカルビュー社，1990.

2）日本機械学会編：生体材料学．88，オーム社，1993.

3）日本機械学会編：金属材料の弾性係数．丸善，1991.

4）Evans, F.G. : Mechanical properties of bone. 172, CC Thomas, 1973.

5）Wiebers, D.O., Whisnant, J.P., et al. : Unruptured intracranial aneurysms：natural history, clinical outcome, and risks of surgical and endovascular treatment. *Lancet*, **362**：103 ～ 110，2003.

6）Mabuchi, K., et al.：Frictional coefficient under banana skin. *Tribology Online*, **7**(3)：147 ～ 151，2012.

7）厚生労働省平成 25 年死因別死亡統計．

8）Mabuchi, K., et al.：Effect of aging on friction of human fingers. Biosurface and Biotribology, Open Access, doi:10.1049/bsbt.2018.0030 www.ietdl.org, 2018.

章末 exercise （解答は 177 頁）

問題 1

直径 0.1 m，長さ 2.5 m の円柱の上に 100 kg のおもりを載せたときに発生する弾性変形量（縮み量）は，直径 0.2 m，長さ 2 m の同じ材質の柱に同じおもりを載せたときの何倍になるか．

問題 2

長さ 0.5 m，断面積 0.01 m^2 の棒を 1 kN の力で引っ張ったとき，弾性変形して 0.1 mm 伸びた．縦弾性係数（ヤング率）はいくらか．

問題 3

60 kg の体重が片足に加わった場合，大腿骨のひずみは何 % か，また，長さはどれだけ縮むか．ただし，大腿骨を直径 0.04 m，長さ 0.45 m の円筒とみなし，縦弾性係数（ヤング率）を 13 GPa，重力加速度を 9.8 m/s^2 とする．

問題 4

降伏応力が 350 MPa の材料でできた柱の上に 200 kg の重さを載せて破壊しないように支えるには，断面積をどれだけにすればよいか．ただし，安全率を 3，重力加速度を 9.8 m/s^2 とする．

問題 5

長さ 30 cm の片持ち梁の先端に 0.5 kg の重さの点滴パックを吊したとき，梁に発生する最大の曲げモーメントはいくらか．ただし，重力加速度を 9.8 m/s^2 とする．

問題 6

断面係数が 0.025 m^3 の梁に，1000 Nm の曲げモーメントが加わったとき，最大の応力はいくらか．

第3章 流体とその流れ

透析装置や体外循環回路の血液や透析液，人工呼吸器の空気など，生命維持装置では気体や液体を取り扱うことが多い．気体と液体には流動する性質があるので，総称して**流体**という．流体の性質，とくに流速や流量が，与えられた条件の下でどれほどになるのかを知ることは，医療機器の取り扱いにおいては重要である．

1 圧力

圧力は，日常語としてありふれた言葉である．医療分野においても，動脈内の血液の圧力，すなわち血圧が臨床診断の重要な指標として用いられている．

圧力の定義は，よく知られているように，「物体の単位面積にかかる力である」というものである．この定義は，前章に述べた固体材料内部の応力と同じである．しかし，液体や気体の内部に存在する圧力は，固体内部の応力とは異なり，方向をもたない．したがって，圧力を単位面積あたりの力とする定義には若干の問題がある．

たとえば，**図3-1**に示すように，金魚鉢の中に浮かんでいる金魚は，水から圧力を受けている．しかし，眠っていてもある場所に止まることができる．圧力によってどちらかに押されているわけではない．つまり，流体内部

図3-1　三次元静水圧と接触圧力

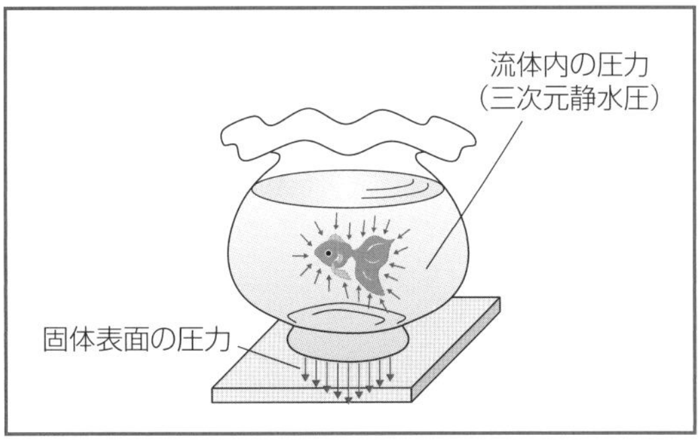

図 3-2　等価な現象

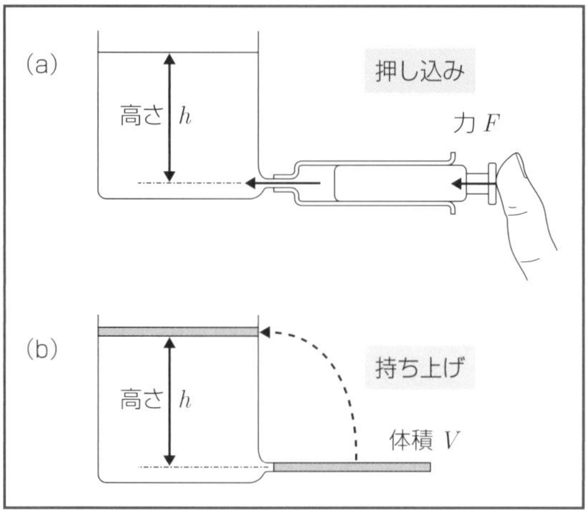

の圧力には，働きかけの方向がない．また，そこに金魚がいなくても，水中の圧力は存在する．その場合，一般の定義にある単位面積というものが存在しない．一方，「力」には，大きさと方向，作用を受ける位置といった要素がある．このような圧力と力の性質の相違は，両者がスカラーとベクトルという異なる物理量であることを示している（Tips：スカラーとベクトル）．

単位面積あたりの力として定義できる固体表面の圧力と厳密に区別するときは，流体中の圧力を三次元静水圧とよぶ．そして，三次元静水圧は，以下のような実験的な考え方により，流体中の力学的エネルギーとみなすのが正しい．

図 3-2 a のように，液体容器の排水孔の外側にシリンジを接続し，内筒を押してみる．シリンジから体積 V［m^3］の水を押し出すと，容器の水位が上昇し，容器の水面上に体積 V の水が上乗せされる．この変化は，**図 3-2 b** に示すように，シリンジの中の水を高さ h［m］まで持ち上げる作業と同じであり，両者は等価な現象と考えられる．また，体積 V の水の質量は，密度 ρ［kg/m^3］の場合であるから，この持ち上げによって水が得た位置エネルギー E_p［J］は，

$$E_p = \rho Vgh \qquad \text{(3-1　流体の位置エネルギー)}$$

Tips　スカラーとベクトル

力のように，大きさと方向をもつ物理量をベクトルという．速度，加速度，力のモーメント，電場や磁場などもベクトルである．ベクトルを表現するには，大きさを示す数字と，方向を示す位置座標（x, y, z）が必要になる．

一方，質量，エネルギー，密度，体積，温度などのように，1 つの数字だけで表現できる物理量をスカラーという．流体内の圧力には方向がないので，スカラーである．

となる．ここで，g［m/s^2］は重力加速度である．一方，シリンジを押す力の大きさを F［N］，内筒の移動距離を x［m］とすると，シリンジを押したときに加えた仕事のエネルギー E_f は，距離と力の積という力学的エネルギーの定義通りに，

$$E_f = Fx$$

である．加えたエネルギーと流体の得たエネルギーが等しく，体積 V はシリンジの断面積 A［m^2］と移動距離の積 Ax に等しいので，

$$\frac{F}{A} = \rho gh \qquad \text{(3-2　深さ圧力)}$$

という式が得られる．式（3-2　深さ圧力）の左辺は，力を面積で割った値，すなわち単位面積あたりの力である．これは，一般の定義にある圧力の大きさであり，ピストンの表面という固体の側からの圧力の定義である．右辺は，それに相当する流体の側の圧力を示している．流体の側の圧力は，深さ h に比例することが示されている．また，式（3-1　流体の位置エネルギー）と式（3-2　深さ圧力）から，

$$\rho gh = \frac{E_p}{V} \qquad \text{(3-3　流体エネルギー)}$$

という関係が得られる．この式の右辺は，流体の位置エネルギー E_p を体積 V で割った値，すなわち，持ち上げられた水の単位体積あたりの力学的エネルギーを表している．したがって，流体の圧力は，

$$p = \frac{E_p}{V} \qquad \text{(3-4　三次元静水圧)}$$

と表現される．これが，**三次元静水圧**の定義となる．

また，三次元静水圧は，式（3-3　流体エネルギー）より，深さに依存し，

$$p = \rho gh \qquad \text{(3-5　深さ圧力)}$$

となる．

式（3-5　深さ圧力）に示されるように，容器の面積は圧力に影響しない．太平洋で泳いでも町のプールで泳いでも，同じ深さで同じ圧力を受けるのはこのためである．気体の場合は，液体より密度が低いので，深さに依存した圧力変化が乏しい．ただし，地表の大気圧は，空気の深さに依存した圧力である．高い山の上や飛行中の航空機内で，耳への影響によって気圧の変化が感じられるのは，大気の深さの減少により圧力が減少するからである．

圧力を数値で表現する場合，その単位は，エネルギーを体積で割った J/m^3 を用いるべきである．しかし一般には，固体表面の接触圧力の定義を

流用して，応力と同じ単位 N/m^2 あるいはその省略形 Pa を用いる．この N/m^2 は，J/m^3 のエネルギーの単位 J に等価な Nm を代入すると得られる．

2 パスカルの原理

水が低きに流れるのと同様，流体内の高い圧力の部分から低い圧力の部分に流れが発生する．したがって，同じ深さ圧力の部分では，圧力はどこでも均一であり，また，密封された容器内のある部分の圧力を増すと，その圧力の増加は，容器内のすべての部分に伝わる．これをパスカルの原理という．

たとえば，**図 3-3** のように，断面積 A_1 と A_2 の 2 つのシリンダをつないで，それぞれのシリンダを押す力を F_1，F_2 とする．内部のピストンの高さが同じとき，圧力が等しいので，

$$\frac{F_1}{A_1} = \frac{F_2}{A_2} \qquad \text{(3-6　パスカルの原理)}$$

となる．ピストンごとに面積の比率と力の比率が同じになるので，面積の小さい側の小さな力と面積の大きい側の大きな力が釣り合う．この仕組みを応用すると力の増幅ができる．

また，パスカルの原理は，流体の深さに依存した圧力と釣り合わせることで，未知の圧力の大きさを求める場合にも適用される．たとえば**図 3-4** の

図 3-3　パスカル原理の適用

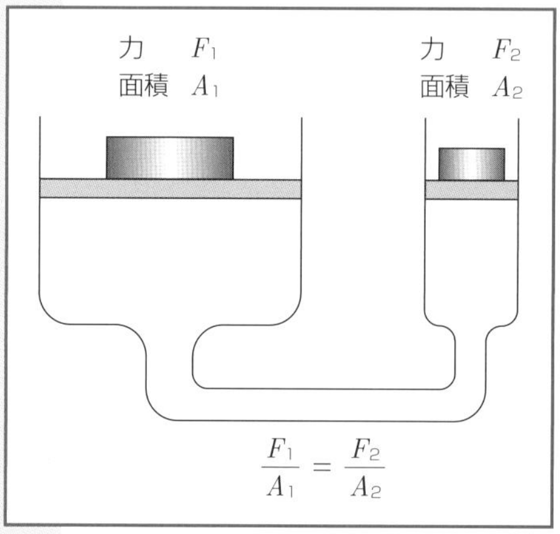

図 3-4　U 字管マノメータ

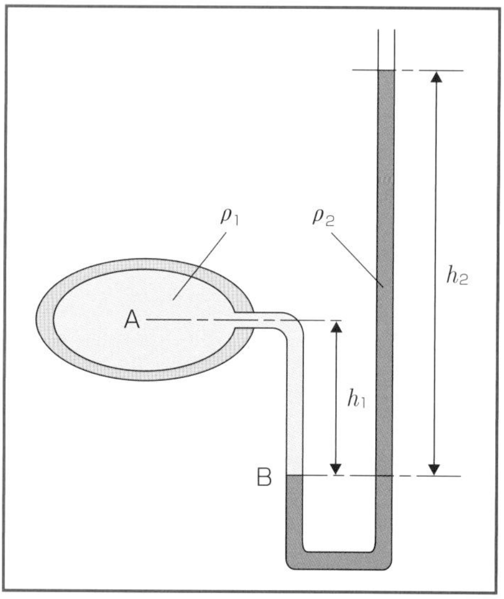

A 点から B 点までは密度 ρ_1，B 点から管内は密度 ρ_2 の液体に満たされている．

ように，圧力を測定する部位と流路を結んで，流路を垂直にのばすと，内部の流体の高さが圧力の目安になる．この構造の圧力測定器をU字管マノメータという（Tips：サイフォン）．

医療分野で扱われる血圧と同等程度の圧力を測定する場合に，マノメータ内の液体として水を用いると，100 mmHg の血圧がおよそ 1.5 m の水柱の高さに相当するので，高すぎて不便である．そこで，マノメータ内の液体として密度の大きい水銀を用いることで，高さを低くする工夫がなされる．それにより，100 mmHg の圧力が，その数字通り 100 mm すなわち 10 cm の水銀柱で測定できるので便利である．

図 3-4 のようなマノメータにおいて，測定部分の圧力を p［Pa］，液体の密度を ρ_1［kg/m^3］，水銀の密度を ρ_2［kg/m^3］とすると，次式が成り立つ．

$$p + \rho_1 g h_1 = \rho_2 g h_2$$

ここで，h_1［m］は未知の側の液柱の高さ，h_2［m］は測定側の液柱の高さ，g［m/s^2］は重力加速度である．h_1，h_2 の測定によって，測定部分の圧力 p が次式で求められる．

$$p = g(\rho_2 h_2 - \rho_1 h_1) \qquad \text{(3-7　マノメータ)}$$

Tips サイフォン

マノメータの配管を上下逆さまにした流路を用いて，流体を吸引する仕組みをサイフォンという．**図**のように，水面の高さの高い側から低い側に流動する．胃洗浄の際，サイフォンの原理が用いられる．患者の胃に生理食塩液を注入した後，挿管して水位の低い容器に排出する．

サイフォン

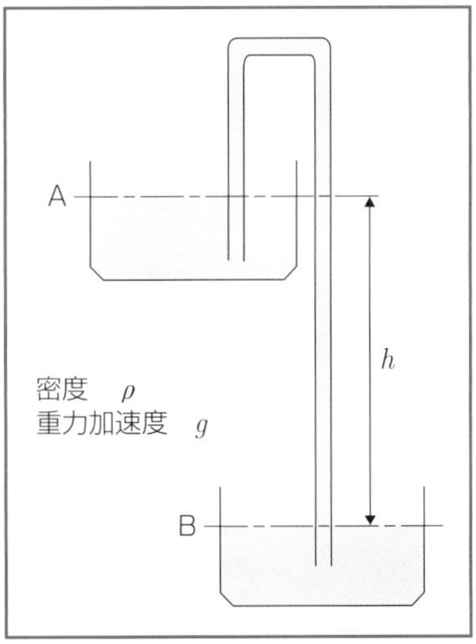

B点の圧力はA点より低い．圧力差 Δp は $\rho g h$ になる．

3 絶対圧とゲージ圧

地上に住む我々の頭上には，高度 800 km 以上に及ぶ大気圏という空気の層があり，地表はその底にある．我々はその地表で，空気の深さによる圧力を強く受けて生活している．その空気の圧力が大気圧である．

大気圧は，低気圧や高気圧といった気象用語で表されるように，大気の状態で変動する．大気圧の変動は，しばしばヒトの生理的な機能に影響を与える．とくに，気圧低下の影響は大きく，高山病や航空機の機内の減圧症の原因になる．リウマチなどの慢性疾患の患者が，低気圧の接近で体調不良を訴えることもある．しかし，日常目にする鍋やコップなどの中で，空のときに圧力があるというのは，感覚的に不自然である．そこで，大気圧との差を便宜的に圧力の尺度として用いることがある．この差圧を**ゲージ圧**という．一方，真の圧力を**絶対圧**という．ゲージ圧は，

（ゲージ圧）=（絶対圧）−（大気圧）　　　　(3-8　ゲージ圧)

で表される．

医療分野では，圧力をゲージ圧によって表示するのが一般的であり，その代表例が，100 mmHg とか 150 mmHg といった血圧の表記である．体外循環ポンプなどの流路の内部の圧力も，流量を左右するのは，入口，出口の圧力差であるため，ゲージ圧を用いて表す．ただし，高気圧酸素治療装置は例外で，絶対圧，ゲージ圧のいずれも用いるので注意が必要である．

絶対圧は，真空でゼロとなり，それ以下，つまりマイナスの圧力は存在しない．しかし，ゲージ圧は，絶対圧が大気圧より低いとマイナスの圧力（陰圧あるいは負圧）になる．

たとえば，**図 3-5** のように，水銀を満たしたパイプの一端を容器内に入れ，反対側を閉じて上方にのばして水銀柱を作ると，水銀柱の上方にいくにしたがい内部の圧力 p [Pa] が低下していく．水銀柱の根本での圧力は，パスカルの原理により，大気圧 p_a [Pa] に等しいから，高さ h [m] の部分の絶対圧力 p [Pa] は，式（3-5　深さ圧力）にしたがって，

$$p = p_a - \rho g h$$

となる．ここで，ρ [kg/m^3] は水銀の密度，g [m/s^2] は重力加速度である．この部分のゲージ圧は，式（3-8　ゲージ圧）により，$-\rho g h$ となるから陰圧である．なお，絶対圧はマイナスにならないので，

図 3-5　ゲージ圧における陰圧の発生

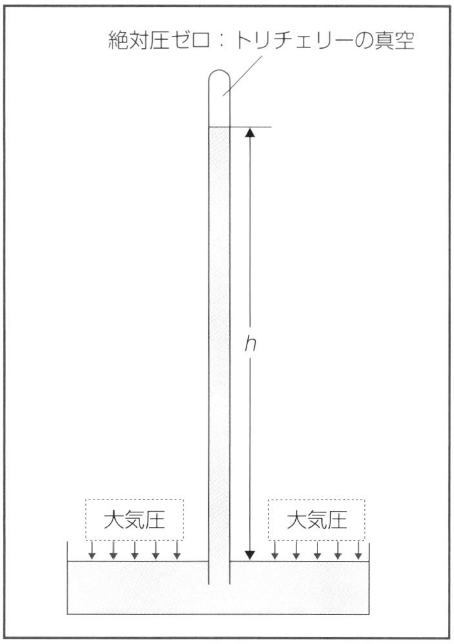

上方にいくにしたがい，陰圧が増す．

$$h < \frac{p_a}{\rho g} = h_a$$

となる．したがって，水銀柱がこの高さ h_a をこえることはない．その結果，閉じたパイプの上部には，絶対圧力ゼロの空間，すなわち真空が発生する（**図 3-5**）．この真空は，発見者の名にちなんでトリチェリーの真空とよばれている．

また，真空が発生したときの水銀柱の高さ h_a［m］と大気圧 p_a［Pa］の関係は，

$$p_a = \rho g h_a$$

になる．したがって，高さ h_a を測定すれば，そのときの大気圧を知ることができる．この原理が気圧計に用いられている．また，気圧計が考案されたフランス周辺で測定された水銀柱の高さがおよそ 760 mm であったことから，それに相当する 1.013×10^5 Pa が標準気圧とされ，現在も用いられている（**表 3-1**）．

国際単位で定められた Pa で大気圧を表記すると，100000 の桁になり，大きくて不便である．そのため，便宜的に標準気圧の値 1.013×10^5 Pa を**気圧**あるいは atm として，圧力の単位に用いている．高気圧酸素治療装置の圧力表示には，atm を単位に用いることが多い．なお，気象学で用いら

表 3-1　圧力単位換算表

名称	表記	[Pa]	[atm]	[mmHg]
パスカル	Pa	1	9.90×10^{-6}	7.51×10^{-3}
気圧	atm	1.01×10^{5}	1	760
水銀柱	mmHg	133	1.32×10^{-3}	1

れている hPa（ヘクトパスカル）という単位は，100 Pa である．標準気圧 1 atm は，1013 hPa である．

医療分野では，水銀の深さ（あるいは高さ）を用いて，圧力を mmHg で表現する場合がある．古くは，水銀柱マノメータで血圧を測定したためである．水銀の密度は 13.6×10^3 kg/m^3 なので，式（3-5　深さ圧力）の関係から，1 mmHg の圧力は，$13.6 \times 10^3 \times 9.8 \times 10^{-3} = 133$［Pa］と換算できる．

4 連続の式

液体は体積弾性率が大きいので，圧力が変化しても体積変化が乏しい．一方，気体の体積は，圧力の変化に伴い大きく変動する．そのため，気体は圧縮性流体，液体は非圧縮性流体と分類される．

気体の圧力変化による体積変化が実用上の問題になるのは，高い圧力の容器から噴出が起きる場合である．高気圧酸素治療装置の爆発事故は，容器の破損に伴う圧力の減少により内部の気体の体積が急激に膨張して，爆風が発生することによる．一方，液体は高圧でも爆発の原因となることはない．

血管やカニューレのように，流体を閉じ込めて流れを形成するものを流路という．流路内で一定時間に流れる流体の体積を流量という．流量の単位は，SI 単位では m^3/s である．しかし，1 m^3/s は，風呂桶いっぱいの水が 1 秒で流れるのに相当する大きい流量なので扱いにくい．したがって，医療技術では，時間を分，体積をリットルで表して，L/min を用いることが多い．

Tips **国際単位系**

国際標準の重要性から，わが国では計量法という法律が定められており，国際単位系の使用が義務づけられている．国際単位系は，Le **S**ystème **I**nternational d'Unités の頭文字を取って一般に **SI 単位**と略称される．SI 単位では，圧力の単位が N/m^2 あるいは Pa である．しかし，血圧に限っては，水銀柱の高さ［mmHg］で表示することが習慣的に定着しているため，例外的に認められている．

これは，1分間で何リットル流れるかを示す単位である．

非圧縮性流体，すなわち液体の場合，途中で流入流出がないかぎり，流路の各断面での流量が一定になる．したがって，

(断面積)×(平均流速)＝(一定流量)　　(3-9　連続の式)

となる．すなわち，流路の断面積が小さければ流速が大きくなり，断面積が大きければ流速が減少するといった変化が，一続きの流路の中で起きる．

5 圧力差による流れ

圧力差に由来する流れは，粘性の無視できる流体の場合，エネルギーの保存法則から流速を求めることができる．条件によって，高低差によって生じる流れの速さを求めるトリチェリーの式，圧力と流速の関係を示すベルヌーイの定理，粘性抵抗を考慮したハーゲン・ポアゼイユの法則に則る方法などがある．

1―トリチェリーの式

図3-6のように，容器の栓を抜いて流体を流出させる場合，高低差によるエネルギーがすべて運動エネルギーに変換されるので，力学的エネルギーの保存法則により流速が推定できる．

図3-6のモデルにおいて，深さ h [m] の位置から流体が流れ出すことにより失う位置エネルギー E_p は，式 (3-1　流体の位置エネルギー) と同様，

$$E_p = \rho Vgh$$

である．また，流出した液体の体積を V [m^3]，密度を ρ [kg/m^3]，平均

図3-6　流出におけるエネルギーの変化

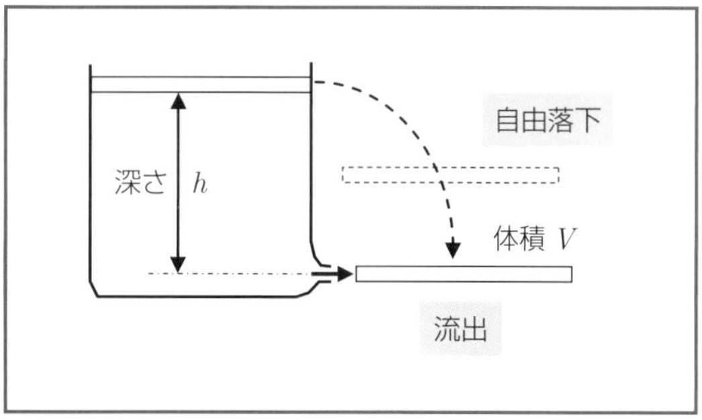

流速を v [m/s] とすると，運動エネルギー E_v [J] は，

$$E_v = \frac{1}{2}\rho V v^2 \qquad \text{(3-10　流体の運動エネルギー)}$$

となる．力学的エネルギーの保存法則により，このとき失った位置エネルギー E_p と生じた運動エネルギー E_v が等しいので，

$$\rho V g h = \frac{1}{2}\rho V v^2$$

となる．したがって，深さ h から流出するときの平均流速 v [m/s] は，

$$v = \sqrt{2gh} \qquad \text{(3-11　トリチェリーの式)}$$

となる．この式をトリチェリーの式という．トリチェリーの式は，落下運動の物体の速さを求める式と同じ形になる．たとえば，家庭の風呂桶程度の深さ 0.5 m の栓を抜いたとき，流れ出す流速は約 2.2 m/s である．

2―グレアムの定理

流体の深さ圧力を p [Pa] として，トリチェリーの式に式（3-5　深さ圧力）を代入すると，

$$v = \sqrt{\frac{2p}{\rho}} \qquad \text{(3-12　グレアムの定理)}$$

となる．この式で表される圧力と流速の関係をグレアムの定理という．**図 3-2** に示すように，容器の中の圧力と深さ圧力が等価な現象を発生させるので，一般に，圧力 p [Pa] の容器から流体が流れ出る流速は，式（3-12 グレアムの定理）により求められる．

3―ベルヌーイの定理

力学的エネルギーの保存法則により，**図 3-7 a** のジェットコースターの例のように，位置エネルギー E_p [J] と運動エネルギー E_v [J] の総和 E_0 [J] は，常に最初の位置での位置エネルギーに等しい大きさで維持される．

流体中の体積 V [m^3]，密度 ρ [kg/m^3] の部分について，同様に力学的エネルギーの保存法則を適用すると，この部分の質量が ρV なので，

$$E_0 = E_p + \frac{1}{2}\rho V v^2 \qquad \text{(3-13　流体のエネルギー保存法則)}$$

となる．これを変形すると，

$$\frac{E_0}{V} = \frac{E_p}{V} + \frac{1}{2}\rho v^2$$

となる．単位体積あたりの力学的エネルギーが圧力であるから，この式の左

図 3-7　力学的エネルギーの保存法則

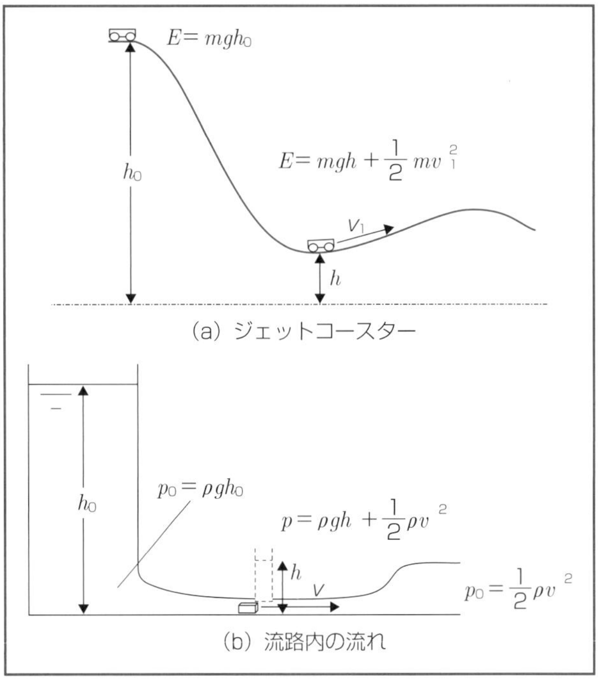

辺の E_0/V と右辺の E_p/V は，いずれも圧力を意味している．それぞれを，p_0［Pa］，p［Pa］とおくと，

$$p_0 = p + \frac{1}{2}\rho v^2 \qquad \text{(3-14　ベルヌーイの定理)}$$

となる．左辺の p_0 は，この流れの力学的エネルギーを示しているので，**全圧**という．右辺の p を**静圧**といい，流れのなかの位置エネルギーを示している．第 2 項，(1/2) ρv^2 は，形式としては圧力と異なるけれど，単位体積あたりのエネルギーという点で，圧力と同じ性質をもつ量である．そこで，この第 2 項を圧力とみなして**動圧**という．この式で表される「静圧と動圧の和が全圧となるという法則」を，**ベルヌーイの定理**という．

図 3-7 b に示すように，流れのなかで流路の断面積が変化すると，式 (3-9　連続の式) にしたがって流速が変化する．断面積が変化すると動圧が変化する．全圧は一定なので，動圧が変化すると式 (3-14　ベルヌーイの定理) にしたがって静圧が変化する．その結果，断面積が小さい部分では動圧が高くなって静圧が低下し，断面積が大きい部分では動圧が低くなって静圧が上昇する．

図 3-7 b のように，流路の端が開放された出口になっている場合，全圧がすべて動圧に変換する．その場合，平均の流速は，式 (3-12　グレアムの定理) にしたがう大きさになる．もし，断面積が出口より小さい部分があ

ると，そこでの流速は出口より速くなる．それに伴い動圧が増し，静圧が減少する．

　人工心肺などの体外循環回路において，流速の速い部分があると，そこでの圧力が大気圧以下になる場合がある．そうした流速の速い部分で，配管の損傷やコネクタの不具合があって流路に穴が開くと，血液の漏れ出しではなく，空気の吸引が起きて，血液に気泡が混入する危険があることに注意する必要がある．

Tips　ネブライザの原理

　ジェット式ネブライザには，動圧と静圧の関係が利用されている．**図**のように，薬液槽から気流の内部に細管を配置し，その先端にコンプレッサーによって圧縮した空気をノズルから高速で吹きつける．この部分の動圧の上昇に伴う静圧の低下が，大気圧を下回る陰圧を発生させ，細管の中から薬液を吸い上げる．そして，吸い上げられた薬液が，先端から吹き飛ばされて気流に噴霧される．

ネブライザの原理

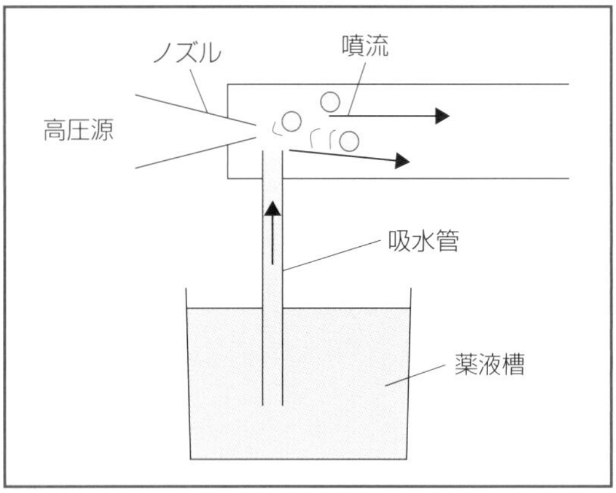

気流内部の動圧の上昇に伴い発生する陰圧が薬液を吸い上げる．

Tips　ベンチュリー管

　ベルヌーイの定理は，流速と圧力変化の関係を示している．これを応用して，圧力の測定によって流量を求める仕組みを作ることができる．**図**のように，流路の断面積を変化させ，その前後で，マノメータにより圧力を求める．連続の式にしたがい，断面積の小さい部分では流れが速くなり，大きい部分では流れが遅くなる．動圧の差により，圧力差が発生する．動圧が流速の２乗に比例するので，この圧力差は，流量が大きいほど大きくなるので，圧力と流量の関係をあらかじめ詳細に求めて校正しておけば，流量が推定できる．この仕組みを利用した流量測定器をベンチュリー管という．

ベンチュリー管

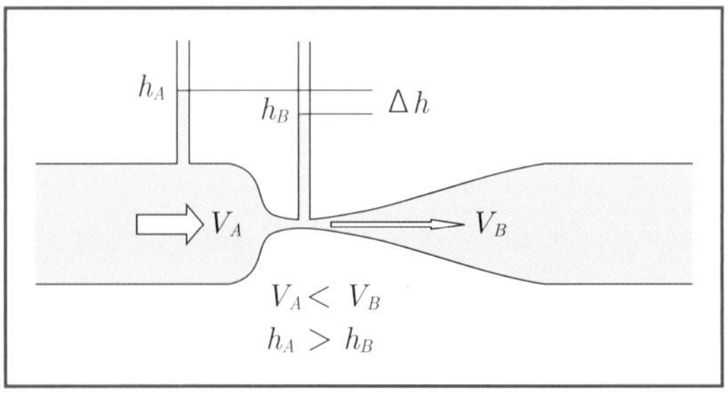

流速が増すのにしたがって圧力差が増す．

6 粘性流体の流れ

水槽に入れた水をぐるぐるとかき回すと，しばらくの間動き続けた後，静止する．このとき，与えた運動エネルギーが，あたかも消失したようにみえる．しかし，運動エネルギーが消えたわけではない．実は，流体の個々の分子の運動が，均一で同じ方向を向いて流れている状態から，**図 3-8** に示すように，次第に無秩序になっていき，最後に方向性がみえなくなって，流体

図 3-8　流体分子のランダム運動

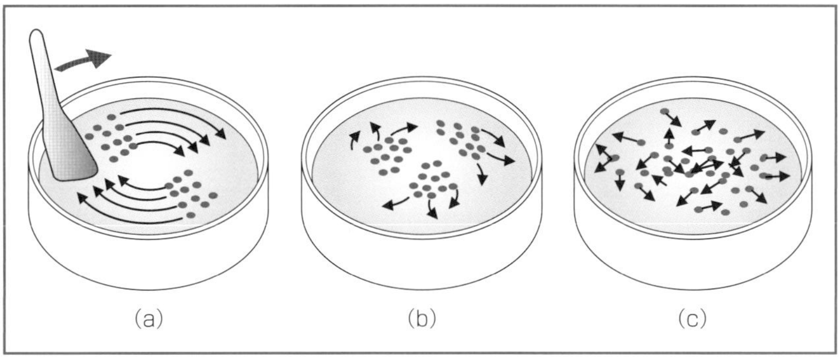

a のように流体に運動を与えて放置すると，b のように次第に運動方向がばらばらになっていき，十分な時間経過すると，c のように運動が特定できないようになる．このとき，みかけ上は静止する．

Tips ジュール

ジュール（仏：1818～1889）は，流体の力学的エネルギーが，粘性を通じて熱エネルギーに変化する様子を観察したことで，エネルギーの単位にその名を残した．**図**のような装置で，おもりの位置エネルギーを羽根車の運動エネルギーに変換し，さらに，水の粘性によって熱エネルギーに変換した．その熱によって水槽内の温度がどれだけ上昇するかを詳しく調べた．その結果，1 g の水の温度を 1 度上昇させるのに必要な力学的エネルギーが 4.2 J であることを明らかにした．この 4.2 という数字は，力学的エネルギーと熱エネルギーの橋渡しをするという意味で，熱の仕事当量とよばれている．

ジュールの実験（Joule 1843）

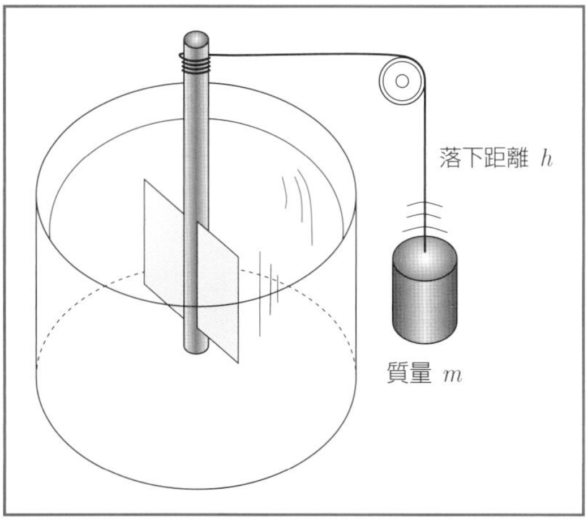

質量 m [kg] のおもりが，距離 h [m] 落下したとき，質量 M [kg] の水の温度が T [K] 上昇した．このとき，$mgh = cMT$ の関係が成立し，c の値は約 4.2 kJ/kgK であった．

図 3-9　壁面付近の流体の様子

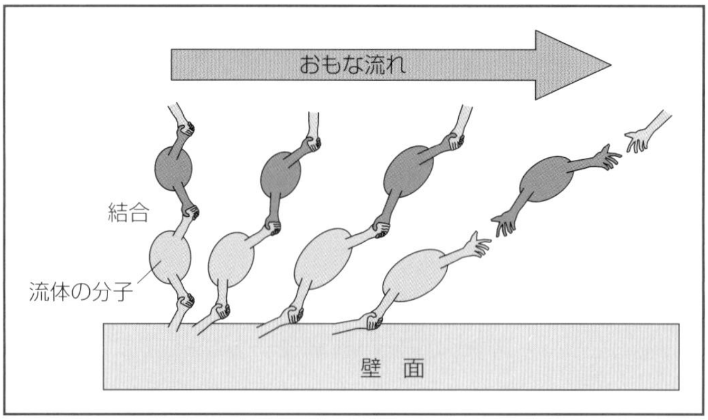

全体としては静止したようにみえるのである．

流体中の分子や原子の無秩序な運動（ランダム運動：好き勝手な方向の運動）のエネルギーは，熱エネルギーであって，熱エネルギーが蓄積することで流体の温度が上昇する．このように，運動エネルギーを熱エネルギーに変換する流体の性質を粘性という．

1―ニュートン粘性

粘性により流れが乱れて無秩序になっていく現象は，**図 3-9** のように，静止している壁面が，結合力で結ばれた分子の間の自由な運動を妨げることがきっかけになって起きる．この乱れに負けずに流れを維持するには，結合の手を引き離す必要がある．

図 3-10 のように，隙間に流体を挟んで，相対する平板の一方が運動する場合を考えると，固体内部でのせん断の働きかけと同じ働きかけが流体内部で起きる．せん断ひずみ（**図 2-14**，p.47 参照）は破壊の原因になるので，流体の場合にも，**図 3-11** のように，結合の手を引き離す現象が発生する．この引き離し現象は，相対面の移動距離に比例し，静止壁面と移動壁面の隙間の広さに反比例する．また，固体と異なり，流体の分子同士の結合は，いったん破壊しても他の分子が接近すると容易に新しい結合を発生させる．流れが速いと，その繰り返しの頻度が速くなる．その結果，抵抗が増す．したがって，粘性抵抗は流速に比例する．さらに，粘性抵抗を受ける面積が増すと，全体の抵抗力は大きくなる．したがって，粘性抵抗は面積に比例する．これらの性質を重ね合わせて考えると，**図 3-10** のような流れにおける粘性抵抗 f_v［N］は，

$$f_v = -\frac{\mu A v}{l} \qquad \text{(3-15　粘性抵抗)}$$

図 3-10　平行平板における流れ

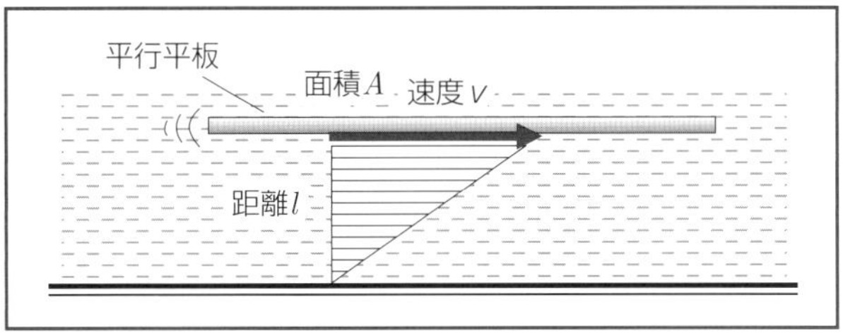

図 3-11　静止面と移動面に挟まれた粘性流体

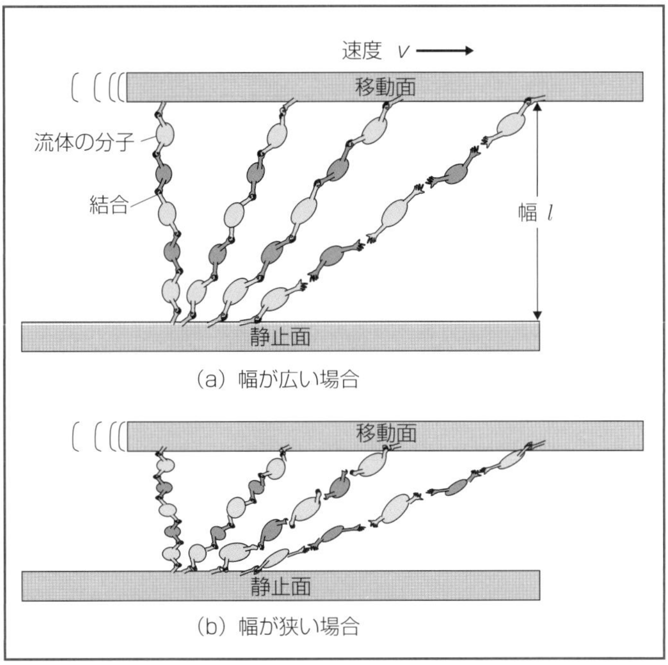

と表される．ここで，符号のマイナスは，速度と粘性抵抗のベクトルが逆の方向を向いていることを意味する．A [m^2] は粘性抵抗を受ける面積，v [m/s] は面の相対的な移動速度（ずれる速度），l [m] は面の間の距離である．式（3-15　粘性抵抗）の比例係数 μ [Pa・s] は粘性係数（粘性率）とよばれ，流体の種類や温度に依存して広い範囲で変化する物性定数である．

また，速度 v [m/s] は面のずれの時間変化であるから，前章の式（2-6　せん断ひずみ，p.46）により，せん断ひずみの時間変化，つまり，せん断速度 [s^{-1}] が，

$$\dot{\gamma} = \frac{v}{l}$$

と示される（Tips：せん断速度）．これを，式（3-15　粘性抵抗）に代入す

ると，

$$f_v = -\mu A\dot{\gamma}$$

となる．さらに，粘性抵抗力 f_v を面積 A で割った値が，そこに発生しているせん断応力 τ ［Pa］であるから，

$$\tau = -\mu\dot{\gamma} \qquad \text{(3-16　ニュートン粘性)}$$

と示される．

式（3-16　ニュートン粘性）で示されるせん断速度とせん断応力の関係は，粘性係数が一定であれば単純な比例関係である．食塩水などの低分子溶液では，ほぼこの比例関係が成り立つ．そうした流体を**ニュートン流体**とよぶ．また，粘性係数がせん断速度に依存しない性質をニュートン性とよぶ．

Tips　粘性係数

粘性は，液体中に含まれる分子の大きさに依存する．分子が大きいほど，流れを妨げるので粘性が高い．粘性測定から分子量を求める方法もある．

一方，分子の大きい高分子物質は，生命の生産する有機物であるから，高い粘性の液体，すなわち，蜂蜜やとろろ汁，菜種油，オリーブ油などの食物はもとより，石油由来の油も，どろどろの粘液はすべて生命由来である．

ヒトの体液は，大量の有機物を含むため粘性が高い．ただし，組織の機能に合わせて，さまざまな粘性係数となっている（**図**）．摩擦部分にある粘液は，潤滑効果を発生させるため，高分子成分の濃度が高く，粘性が高い．もっとも大きな力を受けている関節液は，水の1万倍の粘性係数である．軽荷重で，動きの激しい部分の涙液などは，水の数倍程度の粘性係数である．子宮管粘液は，排卵の直後から月経時の間で6倍の粘性係数になる．これは，外部からの侵入を許容する時期と拒絶する時期を調節している．

いろいろな体液の粘性係数 [1～5]

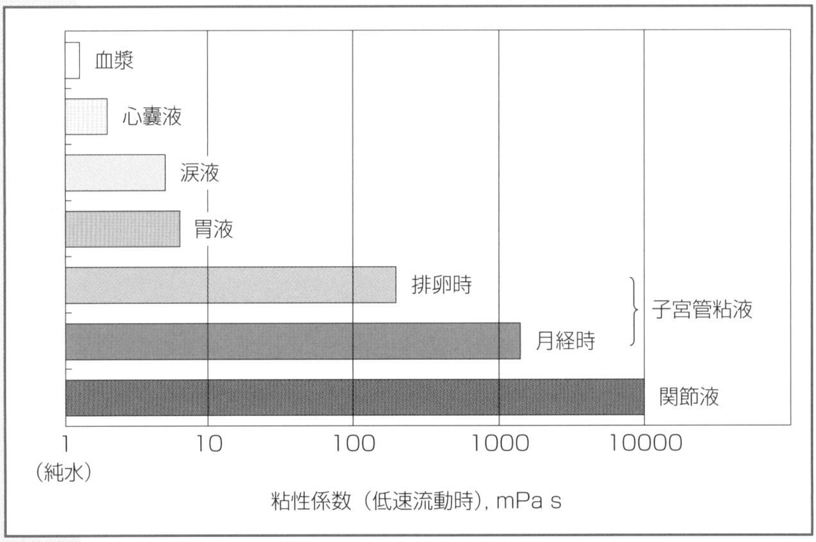

一方，血液など高分子を含有している生物組織内の流体は，流速を増すと粘性係数が次第に小さくなる性質がある（**図 3-12**）．そのため，流速と粘性抵抗の比例関係が成り立たない．そうした流体の性質を**非ニュートン性**，あるいは非ニュートン粘性とよび，一般に，せん断速度が増加しても粘性抵抗があまり増加しない傾向がある．

2―ハーゲン・ポアゼイユの法則

血液や透析液などの流体には粘性があるので，血管や医療機器内部の配管の流れは，粘性によって力学的エネルギーを失う．たとえば，**図 3-13** のような，水平で断面積の変化しない流れのなかでは，高さによる圧力の変化と運動エネルギーの変化はない．しかし，粘性が流体の力学的エネルギーを熱エネルギーに変化させると，変化した量に相当する圧力のエネルギーの減少が入口と出口の間で発生する．粘性によって発生する圧力の減少は，全圧を

Tips

せん断速度

せん断速度という言葉は，堅苦しくて受け入れにくい．しかし，我々が「速度」として感じ取ることができるのは，実は力学で定義される通常の速度ではなく，せん断速度であることを知っておくべきである．つまり，速度よりせん断速度の方が身近に感じられるのである．

たとえば，地球の自転に伴って，我々の体はかなりの速さで移動している．どのくらいの速さかというと，地球が 24 時間で 1 周することから計算すると，時速約 1400 km である．これは，音速に匹敵するほどの速さである．しかし，日常それを感じることはない．

一方，目の前を自動車が通り過ぎるとき，それが時速 50 km 程度の速度でも，十分に速い（怖い）と思う．時速 1400 km で何も感じないのに，時速 50 km は十分に感じとれる．これは，我々が，真の速度とは関係なく，別のある速さを感じ取っているからである．

図に示すように，遠くにいるウサギと近くにいるカメは，みた目では同じように移動している．しかし，真の移動距離はウサギの方が大きい．

同じ速さに感じるときのウサギの速さとカメの速さの比は，それぞれの距離を l_R，l_T とすると，**図**における相似形の関係から，

$$\frac{\text{ウサギの速さ}}{\text{カメの速さ}} = \frac{l_R}{l_T}$$

となる．したがって，

$$\frac{\text{ウサギの速さ}}{l_R} = \frac{\text{カメの速さ}}{l_T}$$

となる．この比はせん断速度 $\dot{\gamma}$［1/s］であり，それが我々が感じとっている速度である．

遠くのウサギと近くのカメ

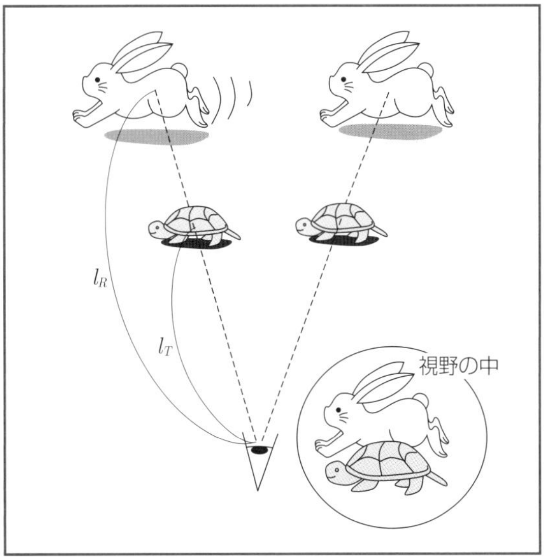

視野の中では同じように移動している．

図 3-12　非ニュートン粘性を生む高分子物質の挙動

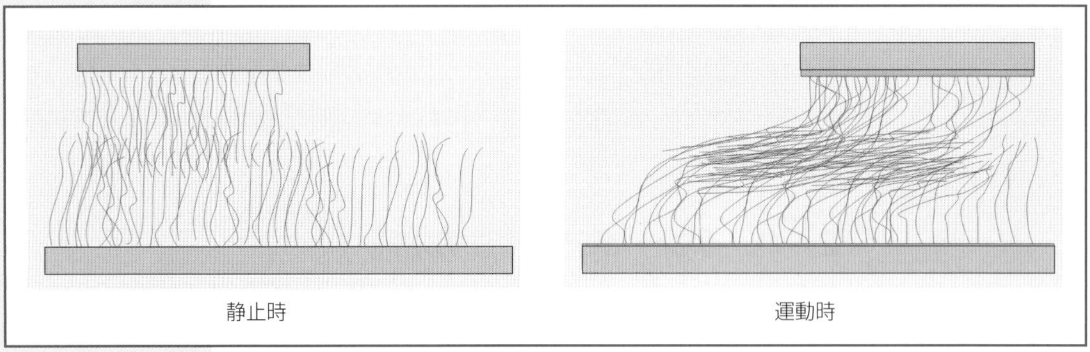

静止時にからみあっていた繊維が，流動によって流れの方向に配向する．

図 3-13　粘性抵抗による流路内圧力の変化

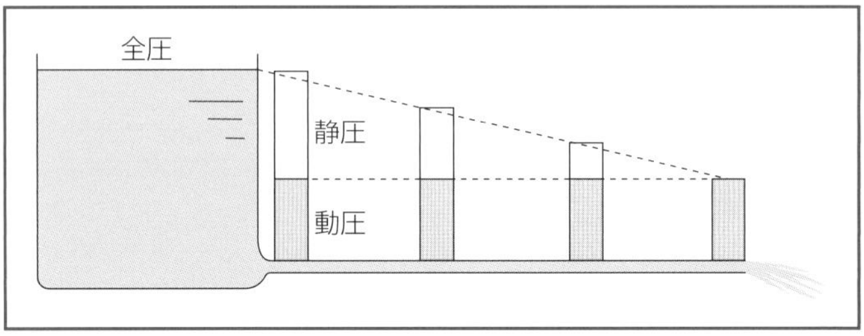

粘性抵抗のある流路では，静圧が長さに比例して減少する．動圧は，流路の断面積が一定ならば変化しない．

減少させるので，力学的エネルギーの側からみると損失と表現される．

力学的エネルギーの減少による圧力の損失は，血管や医療機器の配管の中の粘性流体の流れにおいて，流量を減少させる原因となる．したがって，こうした流路内部の流れにおいて，加えた圧力と流量の関係を求めるには，粘性による損失を見積もる必要がある．

図 3-14 のような断面が円形の管においては，下記の 4 つの条件の下で，力学的エネルギーの粘性による損失を見積もることができる．

①粘性抵抗はニュートンの粘性法則にしたがい，せん断速度に比例する．

②壁面では，流体の分子が拘束されて静止している．すなわち，壁面で流速がゼロである．

③流速は，中心線に対して軸対称になる．

④流れの方向に直角な方向の流れが存在しない（後述の層流）．

まず，入口側の流体の中の半径 r［m］，幅 Δl［m］の薄い円盤状の部分について，エネルギーの釣り合いを考える．この部分の体積 ΔV［m^3］は，断面積が半径 r［m］の円の面積なので，

図 3-14　円管内流れにおける粘性抵抗

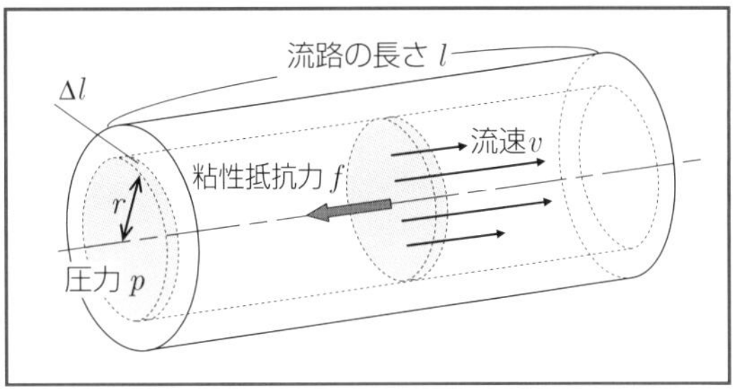

$$\Delta V = (\pi r^2)(\Delta l)$$

となる．この体積の中の圧力が，出口で p ［Pa］だけ減少したとすると，その間に損失するエネルギー E ［J］は，

$$\begin{aligned} E &= p(\Delta V) \\ &= p(\pi r^2)(\Delta l) \end{aligned} \qquad \text{(3-17　損失エネルギー)}$$

となる．

一方，力学的エネルギーは，力とそれが働いた距離の積によって求められるので，この円盤に加わっている粘性抵抗力 f ［N］と円盤の移動距離，すなわち流路の長さ l ［m］から粘性によって損失するエネルギー E ［J］が，

$$E = fl \qquad \text{(3-18　粘性損失)}$$

と求められる．粘性抵抗力 f は，この円盤外周で働くので，それが関与する面積は，この円盤の外周の面積 A ［m^2］である．

$$A = (2\pi r)(\Delta l)$$

また，ニュートン粘性の場合，せん断速度を $\dot{\gamma}$ ［1/s］とすると，粘性抵抗力の全体の大きさは式（3-16　ニュートン粘性）より，

$$f = -\mu(2\pi r)(\Delta l)\dot{\gamma}$$

となる．したがって，圧力エネルギーの減少量と粘性による損失が等しいとき，圧力とせん断速度の関係は，

$$\begin{aligned} p(\pi r^2)(\Delta l) &= -\mu(2\pi r)(\Delta l)\dot{\gamma} l \\ pr &= -2\mu l\dot{\gamma} \end{aligned}$$

となる．さらに，せん断速度は，この円盤の円周上での速度の半径方向の変化率であるから，速度を半径方向に微分した形で表現できる．したがって，

$$\frac{dv}{dr}=-\frac{pr}{2\mu l}$$

となる．この式を積分すると，

$$v=-\frac{pr^2}{4\mu l}+c$$

となる．ここで，c は積分定数である．仮に，この式の半径 r に 0 を代入すると，流速 v が c に等しくなる．したがって，積分定数 c は中心での流速を意味する．また，円管の壁面，すなわち半径 R［m］で流速が 0 という境界条件（Tips：境界条件と初期条件）から，

$$c=\frac{pR^2}{4\mu l}$$

となる．したがって，ある部分の半径が r の場合，そこでの流速が，

$$v=\frac{p}{4\mu l}(R^2-r^2) \qquad \text{(3-19　流速分布)}$$

と表される．この式は，円管内では，半径が 0 すなわち中心で流速が最大になり，壁面に近づくにしたがい半径の 2 乗に比例して減少することを示している．

この流速の様子は，**図 3-15** のように，放物線の回転体すなわち放物体になる．中心での最大流速は，半径に 0 を代入して，

$$v_{max}=\frac{pR^2}{4\mu l} \qquad \text{(3-20　最大流速)}$$

となる．このような，放物回転体の流速分布をなす流れをポアゼイユ流れという．

Tips　境界条件と初期条件

力学解析では，部分的な変化の様子から全体を推定する手法が用いられることが多い．その場合，微分で表された数式を積分する作業が必要になる．積分を行うと，新たな未知数として積分定数が現れる．

積分定数は，得られた式にあらかじめ条件として与えられた値を代入することで算出できる．時間を変数とした数式の場合は，初期状態，すなわち，時間 0 の状態があらかじめわかっていることが多い．時間 0 の値を初期値といい，それを積分定数とするときには初期条件という．たとえば，山に登るとき，どのくらいの時間が必要かを考える．1 時間に 100 m 登る登山者なら，標高 1000 m の場所でスタートすると，10 時間で標高 2000 m に到達する．また，標高 2000 m からスタートすれば，10 時間で標高 3000 m に到達できる．この場合，スタート地点，つまり時間 0 での標高が初期条件となる．

一方，位置や座標を変数とした数式の場合，数式で示された現象が起きている範囲の一番端の部分の状態があらかじめわかっていることが多い．端の条件ということで，境界条件という．たとえば，海中の圧力を考えると，海面で大気圧と等しく，水深が増すと深さに比例した圧力が加算される．この場合，水深 0 で大気圧というのが境界条件である．

図 3-15　円管内流れの流速分布

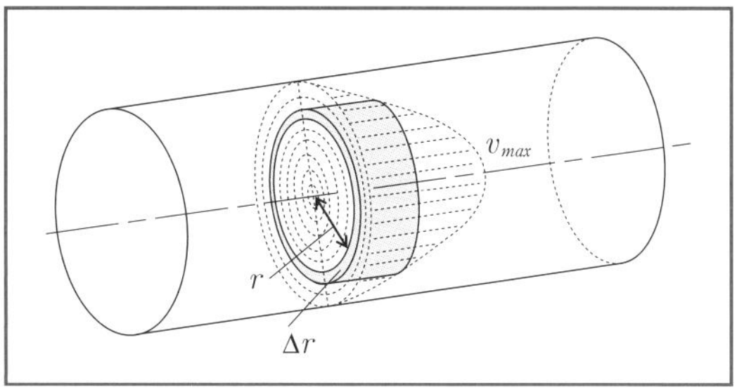

実用上重要な流量を求めるには，まず，流れのなかに**図 3-15** のように，半径 r［m］，厚み Δr［m］，高さが流速 v［m/s］の微小部分を仮想する．この仮想部分の体積は，微小流量 ΔQ［m^3/s］となる．

$$\Delta Q = 2\pi r(\Delta r)v$$

円管全体の流量 Q［m^3/s］は，この微小流量の総和となる．

$$Q = \sum_{n=1}^{N} 2\pi r \cdot \frac{p}{4\mu l}(R^2 - r_n^2)(\Delta r)$$

この式の微小記号 Δ を無限小 d に置き換えると，積分の式になる．したがって，この円管のなかで失われる圧力 p［Pa］と流量 Q［m^3/s］の関係式は，

$$Q = \int_0^R (2\pi r)\frac{p}{4\mu l}(R^2 - r^2)(dr) = \frac{\pi p R^4}{8\mu l} \qquad \text{(3-21 r　ハーゲン・ポアゼイユ)}$$

となる．この式に示されるように，円管内の層流の流量は半径の 4 乗に比例する．この関係を**ハーゲン・ポアゼイユの法則**という．

なお，配管のサイズは，外側の直径すなわち外径や，内側の直径すなわち内径などで表示されるので，ハーゲン・ポアゼイユの法則を直径を用いて表すと便利である．半径に直径 $D/2$［m］を代入すると，式（3-21 r　ハーゲン・ポアゼイユ）は，

$$Q = \frac{\pi p D^4}{128\mu l} \qquad \text{(3-21 d　ハーゲン・ポアゼイユ)}$$

となる．

また，円管内の平均流速 v_{mean}［m/s］は，流量を断面積で割って求められるので，

図 3-16　注射針の太さの変化による流量変化

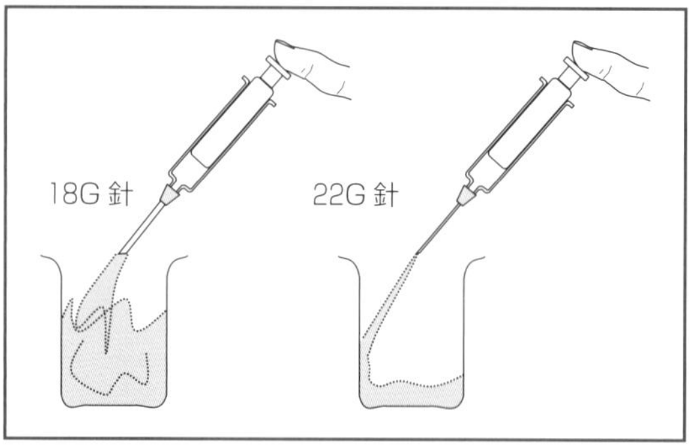

22 G の針の内径は，18 G の針の約半分である．同じように扱うと流量が 16 分の 1 になる．

$$v_{mean} = \frac{pR^2}{8\mu l} = \frac{pD^2}{32\mu l} \qquad \text{(3-22　平均流速)}$$

となる．

円管内の流れにおいて重要なことは，式（3-21 d　ハーゲン・ポアゼイユ）に示されるように，流量が直径の 4 乗に比例する点である．もし，平均流速が一定ならば，流量は断面積に比例するので，直径の 2 乗に比例するはずである．しかし，式（3-22　平均流速）のように，平均流速が直径の大きさに依存して変化するため，そうした単純な相似が成り立たない．

直径の 4 乗に比例するということは，直径の増減によって，流量が敏感に変化することを意味する．たとえば，**図 3-16** に示すように，2 倍の直径の注射針にすると流量が 16 倍にもなり，逆に直径を半分にすると流量は 16 分の 1 になる．実際上は，注射針を細くすると押し出す抵抗力が急激に増すということが起きる．粘度の高い薬剤の注入には太い注射針を用いる理由がそこにある（Tips：注射針の規格）．

また，血管が動脈硬化によりしなやかさを失い，心収縮期における拡大率が減少すると，結果的に平均半径が縮小し，血流に大きな影響を及ぼす．たとえば，半径が 10% 小さくなると，同じ血流量を維持するために圧力を約

Tips　注射針の規格

注射針の種類は，ゲージ（G と表記）番号で区別される．この規格には，1 ケースに入る鋼線の数の規格を流用したため，その意味はわかりにくい．とくに，数字が大きいと細くなる点には注意が肝要である．22 ゲージの注射針の内径は，18 ゲージの約半分である．実用上は，色分けにより認識率を高めているので，臨床現場ではピンクの注射針というように表現される．

図 3-17　清流と濁流，層流と乱流

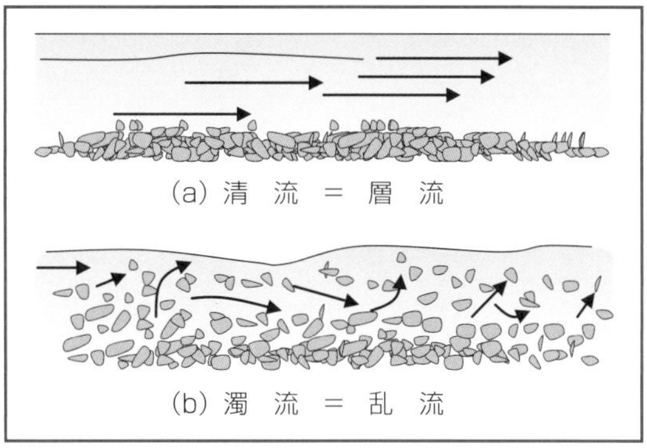

35％増大しなければならない．たとえば，血圧が 150 mmHg の状態だった場合に，血圧が 200 mmHg をこえる．これが，動脈硬化によって高血圧が発生する原因になる．

3—層流と乱流

流体中の分子あるいは原子などの構成要素が流れの中で描く軌跡を流線という．**図 3-17 a** のように，澄んだ川の流れでは，部分的にみてすべての流線が平行な流れの状態になっている．このような流れの状態を**層流**とよぶ．しかし，常に整然とした流れになるとはかぎらない．流体の構成要素が，あたかも駅前広場の群衆のように勝手気ままに動く場合がある．たとえば，川の流れが，大雨のときに濁流になる．その場合は，流線が**図 3-17 b** のように入り乱れる．こうした流れの状態を**乱流**という．

水道栓を徐々に開きながら流れを観察すると，流量がわずかなときは透明であるのに，流量が増すと白く濁って不透明になることがわかる．不透明になる原因は，水の流れの中に気泡が混入するからである．それは，周囲の空気が水の流れに巻き込まれていることを意味しており，また，主たる方向以外の流れが発生していることを意味している．このように，流量がわずかなときは層流で，流量が増すと乱流になる．つまり，同じ流路においても，流れの状態次第で層流になったり乱流になったりする．しかも，この変化は徐々に起きるのではなく，あるときに一気に起きることが観察される．その変化を**乱流遷移**という．

乱流は，流速分布が複雑で，ハーゲン・ポアゼイユの法則が成り立たないので，圧力と流量の関係が予測できない．したがって，流れを制御する際に，配管の中の流れが層流か乱流かをあらかじめ推定しておく必要がある．そのためには，乱流遷移がどのような条件で起きるのかを知ることが重要になる．

乱流遷移は，整然とした状態から逸脱することから開始するので，部分的な流れの状態がその発生にかかわる．実験的な検証により，流れの中のある部分において，流速 v［m/s］，密度 ρ［kg/m^3］，流路の幅 d［m］が大きいほど，粘性係数 μ［Pa・s］が小さいほど，乱流になりやすいことが明らかになっている．つまり，大きくて重くて速いと乱暴になり，それを押しとどめる力が大きければおとなしくなる．

これらの傾向をまとめて，流路内の平均流速，密度，流路の幅の 3 つの要素については比例関係，粘性係数については反比例関係として数値を算出すると，その大きさから乱流遷移が予測できる．

$$Re = \frac{\rho v d}{\mu} \qquad \text{(3-23　レイノルズ数)}$$

この式によって求められる数値は，その提唱者の名前にちなんで**レイノルズ数**（Reynold's number）と名付けられている．そして，乱流遷移状態のときのレイノルズ数を臨界レイノルズ数という．臨界レイノルズ数の値の理論的な算出はいまだ成功していない．実験的には，2000 ～ 3000 の値になることが明らかにされているが，条件ごとに大きく変動するため，詳細な数値は不明である．詳細な数値が得られない理由は，乱流が流体の不安定現象であるため，その遷移条件も不安定に変動するからである．

体内の血流について，層流か乱流かを判別すると，**表 3-2** のように，上

Tips　レイノルズ数の性質

レイノルズ数のように，複数の物理量を組み合わせて物理現象を反映するために算出される単位のない数字を無次元数という．角度の単位のラジアンや摩擦係数も無次元数である．

レイノルズ数が何を意味するかを考えるには，流体の内部で，ニュートンの運動方程式に基づく解析が必要になる．まず，密度 ρ［kg/m^3］の流体の中に縦横高さが D［m］の大きさの部分を考える．この部分に働く慣性力 f_i［N］は，質量と加速度 α［m/s^2］の積であるから，

$$f_i = \rho D^3 \alpha$$

となる．また，速度 U［m/s］で，D の距離だけ進むのに要する時間は D/U であり，加速度として速度を時間で割った値を用いると，

$$f_i = \rho D^2 U^2 \qquad \text{(3-24　慣性力)}$$

となる．一方，粘性の働く面積は D^2 であるから，ニュートンの粘性法則により，

$$f_v = \mu D U \qquad \text{(3-25　粘性力)}$$

となる．したがって，慣性力と粘性力の比は，

$$\frac{f_i}{f_v} = \frac{\rho D U}{\mu} = Re \qquad \text{(3-26　力の比)}$$

となる．この式をもとに，レイノルズ数は，流体に発生する慣性力と粘性力の比を意味すると一般に説明されている．

しかし，この解析には多くの仮定が含まれている．また，具体的に流体内のどの部分に働いている慣性力と粘性力を議論しているのかはあいまいである．したがって，慣性の影響と粘性の影響の比率というように表現するのが妥当である．

行大動脈で心収縮期にレイノルズ数が臨界をこえるので乱流になると推定される．また，拍動が乱流遷移を促すので，レイノルズ数が1000に近い下行大動脈においても乱流になる可能性がある．それ以外の血管では，血管の内

Tips 流体の分類と流れの分類

これまでに述べたように，流体は，圧縮性の相違や粘性の有無など，流体を構成する成分の力学的性質によって分類できる（**表a**）．また，流れの様子には，層流，乱流という分類があることを述べた．さらに，医療分野では，定常，非定常といった時間に依存した変化についての分類が重要になる（**表b**）．

これまでに述べてきたのは，いずれも時間に依存しない流れ，すなわち定常流である．時間に依存した変化をする流れを非定常流という．拍動流は，代表的な非定常流である．非定常流は，圧力，流速がいずれも時間に依存して変化するので，その関係について議論するのはむずかしい．

非定常流は，乱れを発生しやすいので乱流遷移しやすい．すなわち，非定常流と乱流が関係しているようにみえる．しかし，層流と乱流，定常流と非定常流の分類は，あくまでも独立している．たとえば，一般に男性は女性より力が強いけれど，3歳の男の子と20歳の女性を比べてみると関係が逆転している．つまり，非定常流でも，十分に流速が遅いならば層流であって，定常流でも流速が速ければ乱流になる．

a　流体の分類（流体の物理的性質による分類）

圧縮性による分類	圧縮性流体	気体	圧力や温度に依存した体積変化が大きい
	非圧縮性流体	液体	圧力や温度による体積変化はわずか
粘性による分類	完全流体（粘性なし）	解析モデルとしての流体（実在しない）	粘性を無視して誤差を生じない流れを解析するときに解析対象とする流体
	粘性流体（粘性あり）	ニュートン流体（水，生理食塩液，シリコン油）	せん断速度と粘性抵抗が比例する流体
		非ニュートン流体（高分子の水溶液，血液，唾液，関節液などの生体内液体）	せん断速度と粘性抵抗が比例しない流体．高分子水溶液は，せん断速度の上昇にともない粘性抵抗が低下する

b　流れの分類（形成された流れの様子による分類）

流速分布による分類	層流	レイノルズ数 < 臨界レイノルズ数 ポアゼイユ流れ	円管内などの一定の断面形状の流路において，流体中の分子が平行に流動する
	乱流	レイノルズ数 > 臨界レイノルズ数	流体中の分子がランダムに流動して平行に流れない
時間に依存した変化による分類	定常流	一般の流動 非拍動流	流速，流量が時間に依存しない
	非定常流	拍動流	時間に依存して周期的に流速，流量が変化する
		その他	時間に依存して不規則に流速，流量が変化する

表 3-2　血管内血液流れのレイノルズ数[6)]

部　位	血管内径 [mm]	平均流速 [mm/s]	レイノルズ数
上行大動脈	20 ～ 32	0 ～ 630	0 ～ 3200
下行大動脈	16 ～ 20	0 ～ 270	0 ～ 850
太い動脈	2 ～ 6	200 ～ 500	63 ～ 470
毛細血管	0.005～0.01	0.5 ～ 1.0	0.0004 ～ 0.0016
太い静脈	5 ～ 10	150 ～ 200	120 ～ 310
大静脈	20	110 ～ 160	350 ～ 500

血液の密度を 1.1 g/cm^3，粘性係数を 7.0 mPa･s として概算した[1)]．なお，平均流速は，測定方法や個体差などで変化するため，文献ごとに大きなばらつきがある[7, 8)]．ここでは，およその目安を示している．

径と最大流速が小さく，レイノルズ数が十分に小さい値なので，すべて層流と推定される．

4―粘度測定

粘性流体の圧力と流量の関係を推定する際，ハーゲン・ポアゼイユの法則を適用する場合も，乱流遷移の臨界レイノルズ数を求める場合も，流体の粘性係数の大きさは重要な要素となる．また，医療分野において，血液などの粘性係数は，臨床診断の指標として応用されている．

1）毛細管粘度計

式（3-21 d　ハーゲン・ポアゼイユ）を変形すると，粘性係数 μ［Pa・s］が，

$$\mu = \frac{\pi p D^4}{128 Q l} \qquad (3\ 27\quad 粘性係数)$$

と表される．したがって，円管内において層流になる小さなレイノルズ数になる条件で，圧力差 p［Pa］，流量 Q［m^3/s］，円管の内径（内側の直径）D［m］，流路の長さ l［m］の諸数値を求めることができれば，粘性係数 μ が算出できる．実際の装置では，乱流になるのを避けるため，粘性が小さくてもレイノルズ数が大きくならないように，内径を非常に小さくする方法が用いられる．したがって，毛細管粘度計あるいは細管粘度計とよばれる．

毛細管粘度計の基本構造は，**図 3-18** に示すように，深さ圧力によって毛細管の中に流れを形成して，その流量から粘性係数を求めるものである．毛細管前後の圧力差が測定中に大きく変動しないように，測定領域の毛細管の

図 3-18　毛細管粘度計

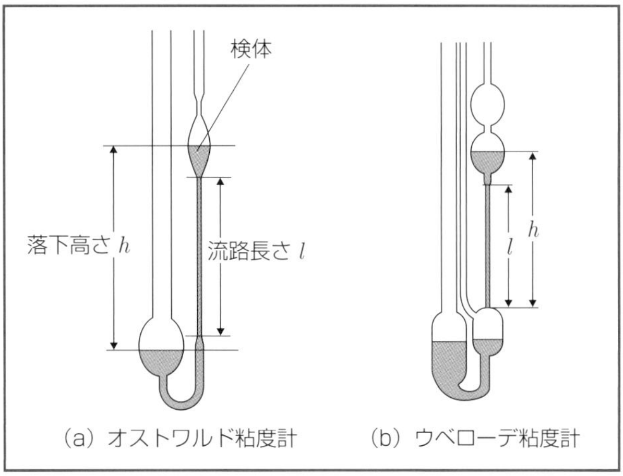

前後に検体を貯留するための膨らみ部分を設けたものをオストワルド粘度計といい（**図 3-18 a**），下流側の圧力を一定にするために，下流側の膨らみに大気圧へ開放するための空気孔を設けた改良型をウベローデ粘度計という（**図 3-18 b**）．

毛細管粘度計では，基準の容量 V［m^3］が流れる時間 t［s］を計測し，その比から流量 Q を求める．また，圧力は，式（3-5　深さ圧力）により求められるので，検体の密度を ρ［kg/m^3］，上流と下流の液面の高さの差を h［m］，重力加速度を g［m/s^2］とすると，粘性係数 μ は，

$$\mu = \left(\frac{\pi \rho g h D^4}{128 l}\right)\left(\frac{t}{V}\right) \qquad \text{(3-28　毛細管粘度計)}$$

と求められる．

毛細管粘度計は構造が単純である．しかし，ポアゼイユ流れの中での測定のため，流路の断面方向に流速が放物線分布する．したがって，せん断速度が一定ではないので，検体の粘性が非ニュートン性を有する場合は厳密な測定ができない．

2）円錐平板型回転粘度計

医療分野では，血液などの非ニュートン性流体の粘度測定が要求されるので，せん断速度を均一にする仕組みが考案されている．そのひとつが，**図 3-19** に示す円錐平板型回転粘度計である．

円錐平板型回転粘度計は，高さの低い円筒容器の底の平板に相対するように，大きな頂角をもつ円錐を配置し，円筒容器に検体を注入して，円錐の側を回転させる構造をなす．この構造は，均一なせん断速度を検体に与えることを可能にする．

図 3-19　円錐平板型回転粘度計

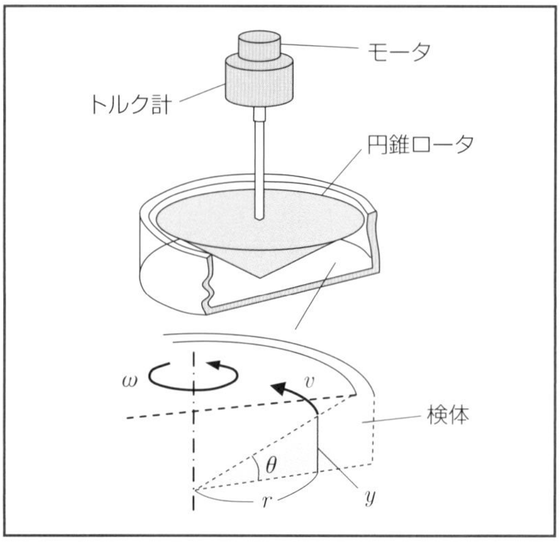

この円錐の回転角速度が ω ［rad/s］のとき，中心から半径 r ［m］の部分の円盤上の速度 v ［m/s］は ωr，また，底面からの距離 y ［m］は，円錐の表面と底面のなす角度を θ ［rad］とすると，

$$y = r\tan\theta$$

である．したがって，せん断速度は，

$$\frac{v}{y} = \frac{\omega}{\tan\theta}$$

となる．この式の右辺は容器全体で一定であるから，せん断速度は容器全体で均一になる．せん断応力 τ ［Pa］は，粘性係数 μ ［Pa・s］とせん断速度の積だから，

$$\tau = \frac{\mu\omega}{\tan\theta} \qquad \text{(3 29　円錐平板型粘度計のせん断応力)}$$

となる．また，この円錐全体に発生するトルク（力のモーメント）T ［Nm］は，このせん断応力に比例するから，比例係数を k とすると，

$$T = k\mu\omega$$

となる．したがって，あらかじめ粘性係数がわかっている粘度校正液を用いて，この比例係数 k を求めておくと，トルク T を測定することにより粘性係数を求めることができる．

$$\mu = \frac{T}{k\omega} \qquad \text{(3-30　円錐平板型粘度計)}$$

円錐平板型回転粘度計は，せん断速度ごとの粘性係数の正確な測定を可能にする．しかし，大きな回転数の場合，回転運動に伴い発生する遠心力のために，中心に気泡が混入する問題が発生する．したがって，円錐ロータの回転速度は，一般に 50 rpm 程度までとされている．

7 液滴の形成条件

点滴では，配管に設けられた点滴筒の内部の滴下数を目安に流量を監視する方法が用いられる．人工心肺回路のオクルージョン調整の際も同様である．そうした場合，液滴の形成の瞬間，**表面張力**に由来した力が流体を押し戻そうとする．その力は，配管内に圧力を発生させる．

表面張力は，分子の凝集力により流体の表面積が縮む際に発生する力であり，圧力が単位面積あたりの力と等価になるのと同様，単位長さあたりの力と等価になる．したがって，**図 3-20** に示すように，円管から水が流れ出る場合，表面張力による力の大きさは，円周の長さと水の表面張力 γ [N/m] の積になる．このとき，液滴が成長するには，表面張力による力に逆らって水を押し出す必要がある．押し出す力の大きさは，円管内の圧力 p [Pa] と断面積の積になるので，半径 r [m] の円管から押し出される液滴の成長に必要な条件は，

図 3-20　ラプラスの式の図解

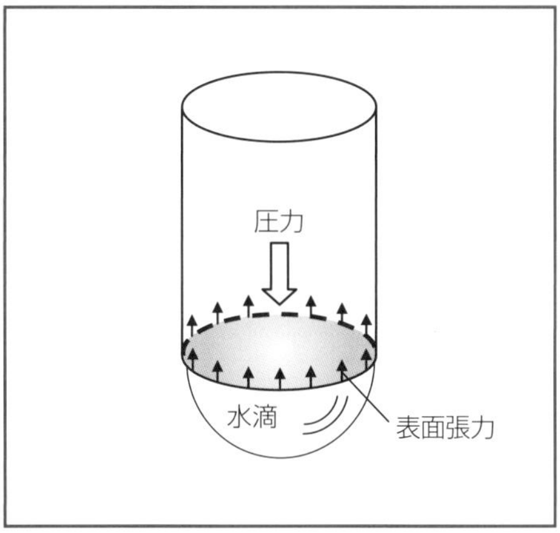

図 3-21　液滴落下のモデル

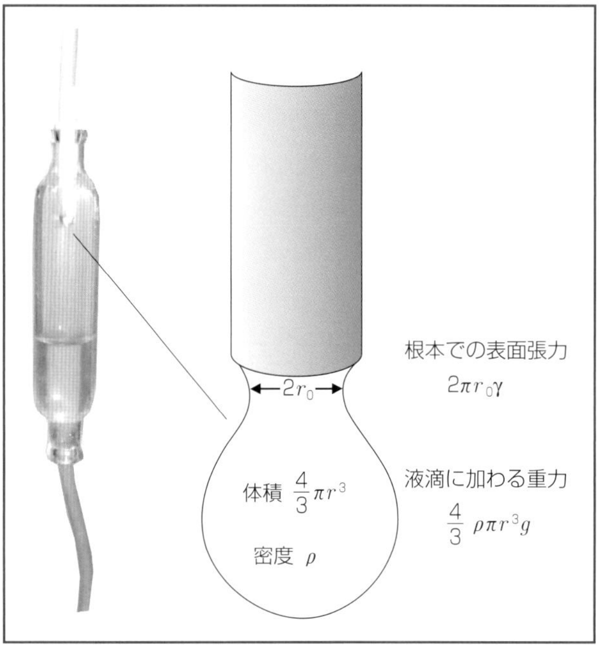

（円管断面積）×（圧力）＞（円管周囲長）×（表面張力）

$$\pi r^2 p > 2\pi r\gamma$$

$$p > \frac{2\gamma}{r} \qquad \text{(3-31　ラプラスの式)}$$

となる．液滴が形成されると，その後半径は大きくなって右辺の値が小さくなり，この条件は常に満たされる．したがって，この式は液滴の発生条件となる．この液滴発生圧力，表面張力，半径の関係式をラプラスの式とよぶ．

ラプラスの式にしたがい，円管の口径が小さいと液滴発生の圧力が増加する．円管内の圧力がそれより小さいと流れは止まる．必要な流量が小さい場合は，点滴システムのコントロールがむずかしい．専用の微量ポンプが必要になる理由がそこにある．

流量を計測する際，点滴の場合もオクルージョン調整の場合も，滴下数をカウントする方法が用いられる．この際，1 滴の体積がほぼ均一になることが必要になる．さいわい，通常の条件ではそれが成立する．

液滴が成長するには，**図 3-21** に示すように，円管の出口の端で表面張力が液滴の重さに耐える必要がある．したがって，液滴が落下する条件は，

（円管周囲長）×（表面張力）＜（液滴の体積）×（密度）×（重力加速度）

$$2\pi r_0 \gamma < \frac{4}{3}\pi r^3 \rho\, g$$

$$r > \left(\frac{3}{2}\frac{r_0 \gamma}{\rho g}\right)^{\frac{1}{3}}$$

となる．この式に，水の表面張力 0.073 N/m と密度 1000 kg/m^3，重力加速度 9.8 m/s^2 を代入すると，

$$r > 0.022(r_0)^{\frac{1}{3}} \qquad \text{(3-32　水滴の半径)}$$

となる．一般に用いられている点滴筒の場合，半径 r_0 はおよそ 1.5 mm であるから，式（3-32　水滴の半径）より，落下する水滴の半径は 2.6 mm，直径 5.2 mm と求められ，その体積は約 0.07 mL となる．この値は，実測される 1 滴の体積におよそ一致する．

8 ポンプ

人工心肺や透析装置に用いられる体外循環ポンプに代表されるように，医療分野で流れを形成する場合は，電気駆動ポンプがおもに用いられている．電気駆動ポンプは，電気モータによって電気エネルギーを力学エネルギーに変換し，さらに流体の圧力のエネルギーに変換する．

医療に用いられているポンプの仕組みは，容積型ポンプと圧力発生型ポンプの 2 つの形式に大別される．ヒトの心臓のように，弁を有して流れを制御する形式のポンプは容積型ポンプである．また，血液ポンプとして一般的なローラーとハウジングを用いるローラーポンプ（**図 3-22**）や，薬剤の注入に用いられるシリンジポンプ（**図 3-23**）も容積型ポンプである．

ローラーポンプは，円形のハウジングの内部に樹脂製のチューブを配置し，内部の血液を回転ローラーで押し出す構造になっている．ポンプの 1 回転あたりの拍出体積 V［m^3］が一定なので，流量 Q［m^3/s］は，回転数 n［s^{-1}］に比例し，

$$Q = Vn \qquad \text{(3-33　容積型ポンプ)}$$

となる．なお，医療分野では，ポンプの流量の単位を L/min（毎分リットル），回転速度の単位を rpm（毎分回転数）とすることが習慣になっている．これらはいずれも国際単位（SI 単位）ではない．L/min と rpm が用いられ

図 3-22　ローラーポンプ

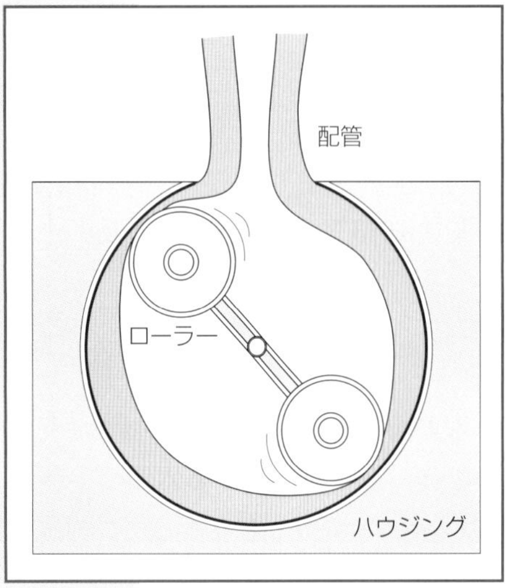

図 3-23　シリンジポンプ

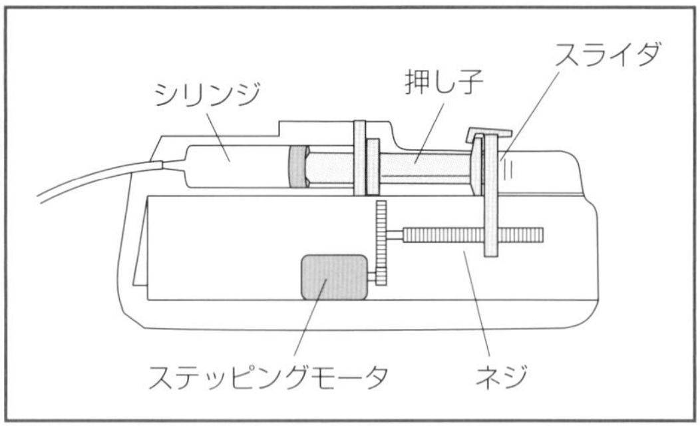

る理由は，国際単位である 1 m^3/s が 60000 L/min という莫大な流量なので，実用上の流量や回転数を示すときには数字が小さくなりすぎて不便だからである．その点，L/min と rpm は利便性が高い．

シリンジポンプは，回転運動をネジによって直線運動に変換してその動きをシリンジ（注射器）に伝える構造をなす．押し子の移動量がネジの回転数に比例するので，ネジを細かくすることで，流量の正確な設定が可能である．

一方，補助循環装置などに用いられる遠心ポンプは，圧力発生型ポンプである．遠心ポンプは，**図 3-24** のように，流入口から血液を流入させて，円形のハウジングのインペラにより回転させる構造をなす．そのとき発生する遠心力により放射状の圧力を発生させ，流出口に伝える．

遠心ポンプの発生する圧力のエネルギーは，電気モータが電気エネルギーから変換した力学的エネルギーに由来する．電気モータの回転がインペラの回転に伝えられ，それが流体を回転させる．回転に伴い，流体内部に発生する遠心力が外側方向に向かう力となる．それによりポンプの内側と外側に圧力差を発生させる．それが，ポンプの中央に設けられた入り口とハウジングの円周の外側に設けられた出口の圧力の差になる．遠心力は回転速度の 2 乗に比例するので，遠心ポンプの発生する圧力 p［Pa］は，回転速度 n［s^{-1}］の 2 乗に比例し，

$$p = kn^2 \qquad \text{(3-34　遠心ポンプ)}$$

となる．

図 3-24　遠心ポンプ

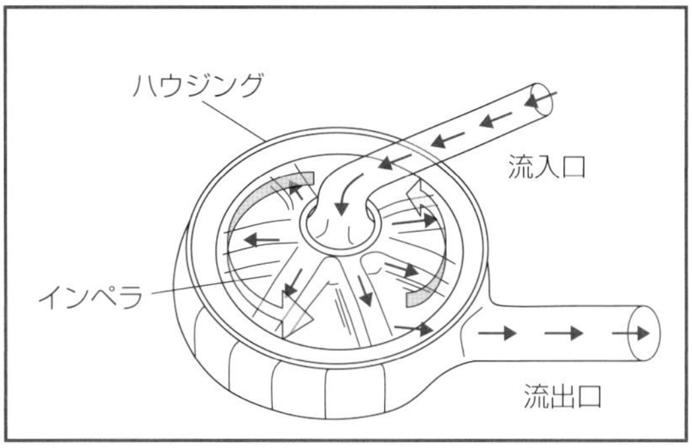

容積型ポンプの流量が回転速度に比例するのと異なり，遠心ポンプの場合は，発生する圧力が回転速度の 2 乗に比例する点に注意を要する．また，遠心ポンプの性能を議論する場合，流入側の圧力を前負荷，流出側の圧力を後負荷という表現が一般に用いられている．この表現でいえば，後負荷と前負荷の差が，遠心ポンプの発生する圧力である．単純に，発生する圧力と流量が比例関係であれば，遠心ポンプの流量は回転速度の 2 乗に比例する．

容積型ポンプと圧力発生型ポンプは，電気回路の定電流源と定電圧源に相当する．回路内の電流を一定にすると電気抵抗の大きさに比例して電圧が変わり，供給電圧を一定にすると電気抵抗の大きさに反比例して電流が変わる．これと同様，血液回路の場合も，容積型ポンプを用いると粘性抵抗などの流路抵抗に比例して圧力が増し，圧力発生型ポンプの場合は流路抵抗に反比例して流量が減少する．ただし，電気回路の場合と異なり，流路の抵抗は回路をなす血管の膨張，収縮により大きく変化するので，圧力と流量の関係が容易に変化する．その場合は流量の予測がむずかしい．

心臓のように拍動流を形成するポンプにおいて，弁の閉鎖時に水撃という現象が発生することがある．水撃は，流路内の流れが急にせき止められたとき，衝突の衝撃力のような慣性力に由来した瞬間的な力が発生する現象である．

図 3-25 のように，流路の下流にある弁が，時間 t [s] の間に閉鎖して流速 v [m/s] の流れを止めたとすると，平均加速度 α [m/s^2] は，

$$\alpha = \frac{v}{t}$$

となる．このとき，長さが l [m] の区間の流体が停止したとすると，弁に加わる慣性力 f [N] は，

$$f = \rho A l \alpha$$

図 3-25　水撃の発生

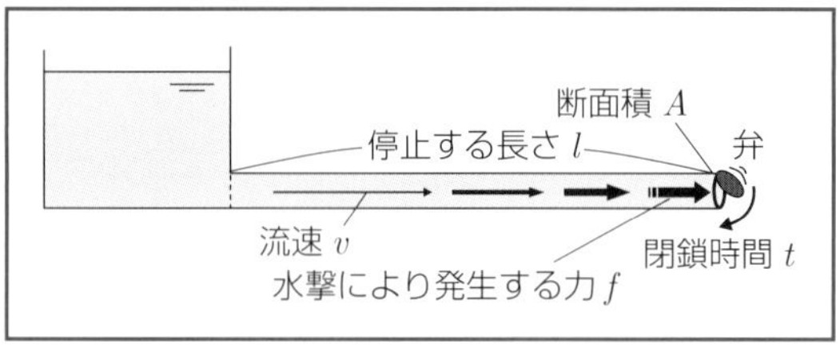

となる．ここで，ρ [kg/m^3] は流体の密度，A [m^2] は流路の断面積である．したがって，

$$f = \frac{\rho A l v}{t} \qquad \text{(3-35　水撃)}$$

となる．この力は，拍動数だけ繰り返し発生する．生体心臓の場合は，弁が柔らかいため閉鎖時間は十分に長く，発生する力は小さい．しかし，人工弁（機械弁）に置換すると，衝撃的な閉鎖が起きて水撃の力が大きくなり，人工弁の不具合要因となる場合がある．

参考文献

1）Wells, R.E., Merrill, E.W.：Influence of flow properties of blood upon viscosity hematocrit relationships. *J. Clin. Investigation*, **41**：1591 ～ 1598, 1962.
2）Honda, A., et al.：Effect of high molecular weight hyaluronic acid on the viscosity of rabbit pericardial fluid measured with a cone and plate viscometer. *Chem. Pharm. Bull.*, **34**：4844 ～ 4847，1986.
3）Tiffany, J.M.：The viscosity of human tears. *Int. Ophthalmology*, **15**：371 ～ 376，1991.
4）Castro-Combs, J., et al.：Impaired viscosity of gastric secretion and its mucin content as potential contributing factors to the development of chronic constipation. *Dig. Dis. Scie.*, **59**：2730 ～ 2734，2014.
5）Clift, A.F., Hart, J.：Variations in the apparent viscosity of human cervical mucus. *J. Physiol.*, **122**：358 ～ 365，1953.
6）岡小天：レオロジー（第 2 版）．裳華房，146，1976.
7）Caro, C.G., et al.：The mechanics of the circulation. 151 ～ 180, Oxford Univ. Press, 1978.
8）Stein, P.D. Sbbah, H.N.：Turbulent blood flow in the ascending aorta of humans with normal and diseased aortic valves. *Circ. Res.*, **39**：58 ～ 65，1976.

章末 exercise（解答は 178 頁）

問題 1

150 mmHg の血圧を Pa（パスカル）に換算するといくらか．

問題2

図3-4のU字管マノメータにおいて，h_1 = 0.2 m，h_2 = 0.3 m，ρ_1 = 1.1 × 10^3 kg/m^3，ρ_2 = 13.6 × 10^3 kg/m^{3}のとき，A部のゲージ圧はいくらか．ただし，重力加速度を9.8 m/s^{2}とする．

問題3

圧力が120 mmHgの配管からの漏れ出しの流速はいくらか．内部の流体の密度を1.1 × 10^3 kg/m^{3}として，グレアムの定理により推定しなさい．

問題4

シリンジを一定の力で押す場合，19ゲージの注射針（内径0.78 mm）を用いた場合の流量は，23ゲージ（内径0.4 mm）を用いた場合の何倍になるか．

問題5

同じ血圧が負荷されている1本の大動脈と同じ流量を維持するために必要な毛細血管の本数は何本か．ただし，直径の比率が1万倍，ハーゲン・ポアゼイユの法則にしたがうとする．

問題6

平均の落下高さが20 cm，毛細管の長さが12 cm，内径が2 mmの粘度計で，密度が1.1 g/cm^{3}の検体の体積20 mLが20秒間で落下した場合，粘性係数はいくらか．ただし，重力加速度を9.8 m/s^{2}とする．

問題7

円錐の頂角が179.4度の円錐平板型回転粘度計において，以下の問いに答えよ．

①回転数10 rpmのときのせん断速度はいくらか．

②回転数10 rpmで，粘性係数100 mPa・sの粘度校正液を測定したときのトルクが0.1 Nmだった．次に，検体を測定対象として，回転数20 rpmで測定したとき，トルクは0.05 Nmだった．粘性係数はいくらか．

問題8

水の表面張力は0.073［N/m］である．直径0.5 mmの液滴を形成するのに必要な圧力はいくらか．また，その水の高さはどれだけか．ただし，水の密度を1000 kg/m^3，重力加速度を9.8 m/s^{2}とする．

問題9

大動脈の流速が5 m/s，流れを停止する流路の長さが1 mの場合に，断面積8 cm^{2}の弁が0.1 sで閉鎖したとすると，弁に加わる水撃の力はいくらか．ただし，血液の密度を1.1×10^3 kg/m^{3}とする．

Clinical Engineering

第4章 波動

水面に広がる波紋や地震の揺れなど，ある部分で生じた振動が離れた場所に時間とともに伝わる現象を波，あるいは波動という（**図 4-1**）．波として身体には感じることがないが，電波や光も波の性質をもっている．医療の場でもこの波の性質を計測機器や治療器で利用している．超音波診断装置は超音波の反射を利用した画像診断装置であり，また，伝搬速度やドプラ効果などを利用した血流計測技術も利用されている．

波とは，弾性的な変形や圧縮と膨張などの物理的な量が周期的に変化するとき，この変化が空間に伝搬（伝播）する現象である．このとき空間を伝わるのは周期的な変化の状態であって，波を形成する物質自体が伝搬するわけではない．物質が波とともに移動することもあるが，物質の運動速度と波の速度とは区別して考える．

波は，それを伝える物質中で，振動や変位が伝わっていく現象のことをいう．波を伝えている物質のことを媒質という．波は媒質の存在によって伝え

図 4-1　水の波紋と地震波

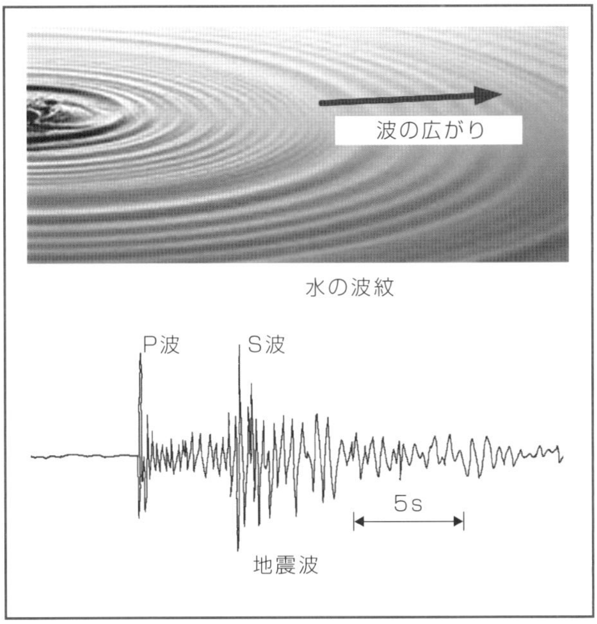

波紋は時間を固定して観察した波の模様，地震波は時間とともに推移する震動の様子が描かれている．

られる．光や電波は真空中を伝わるので，この場合，媒質は物質ではなく空間ということになる．

1 波の特徴

1—空間的な周期性と時間的な周期性

波は時間とともに振動や変位が空間を伝わる．時間を固定して波の空間的な形状を示すと，波は一つの波の頂点から次の波の頂点へと空間的な周期性をもったグラフとして描くことができる．この波を少し時間が経過した状態で示せば，波のグラフは違ったものになる．一方，今度は空間のある点に視点を固定して，振動の時間的経過を考えてみよう．このとき描かれた波のグラフは，時間的な周期性をもった振動の大きさの変化となる．

このように，波を考えるときには，空間と時間の2つの要素が組み合わさった現象であることを念頭におかなくてはならない．

2—縦波と横波

ある場所で発生した振動現象が広がっていくとき，これを波が進行しているという．波の進行は，それを伝える媒質の性質によって一方向に伝わるとき，1次元の波という．同様に，平面的に広がる波を2次元の波（平面波），空間を広がる場合には3次元の波という．ここでは，簡単にするために1次元の波について説明する．

波には，進行方向とは独立して媒質の形を変える方向も存在する．たとえば，地震の横揺れや縦揺れがこれに該当する．波の進行方向と媒質の振動の向きが垂直であるとき，この波を横波という．光や電波（電磁波）は直接に波を観察することはむずかしいが，横波であることが知られている（**図4-2**）．

これに対し，波の進行方向と媒質の振動の向きが平行であるときの波を縦波という．縦波では，振動が波の進行方向と一致しているので，波の中で媒質が部分的に密集する部分が現れる．波全体としては密な部分と疎な部分が繰り返し現れ，疎密波ともよばれる．縦波は密度の振動が伝わっていると考えてもよい．

横波や縦波をグラフに表すとき，横波については進行方向を x 軸で表し，波の振れを y 軸で表すとわかりやすく表現できる．これに対し，縦波では

図 4-2　グラフで示した横波

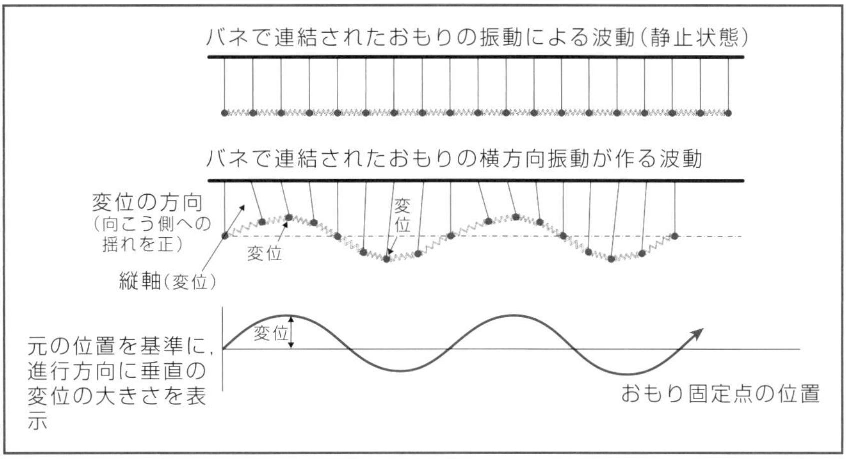

図 4-3　グラフで示した縦波

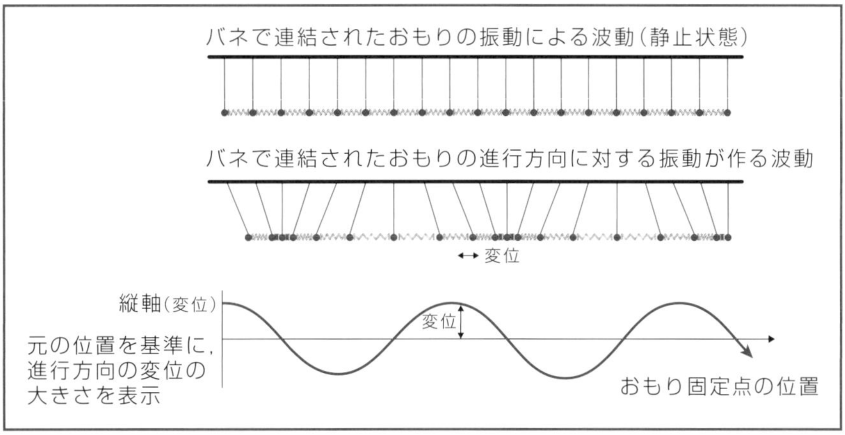

疎と密の部分を表現することがむずかしい．媒質中にある個々の物質は波の進行方向に一致した運動をしているので，縦波をグラフ化する場合には，媒質中の各点での位置の変化を y 軸上に示して，横波と同様の表し方にする（**図 4-3**）．

3―いろいろな波動現象

音波や地震波の P 波は縦波であり，弦を伝わる波，電磁波，地震波の S 波は横波である．すべての波が縦波と横波に分類されるわけではない．たとえば，海の波など水面に現れる波は表面波といい，表面付近の水は波の進行方向に対して回転運動をしている．波のもつ基本的な形（波形）によっても区別できる．津波や衝撃波のように，連続的でない波が孤立して移動することもあり，これらは孤立波とよばれる．また，波はいつでも空間を進行しているとはかぎらない．同じ場所にとどまって振幅だけが周期的に変化しているような波を，定常波あるいは定在波という．一定の音色で響いている弦はこのような運動をしている．

このように，波にはいろいろな種類があるが，どのような波にも縦波や横波と共通する，波としての基本的な性質が存在する．

2 波を表す式

1—波に現れる基本的な量

波を表す量の変化は波の状態によって異なるので，任意の波を式で記述することは簡単ではない．しかし，波の振幅や周期，波形などを限定すれば比較的単純な式に整理することができる．

図 4-4 は，波の進行方向を x 軸，振幅の方向（縦波の場合には密度の大きさや媒質内の各点の位置の変化）を y 軸に表したグラフである．波を表す基本的な量として，速度 v，大きさ（振幅で表すことが多い），波長 λ がある．波の速度は波の位置の時間による変化で，単位は m/s である．これは，波の頂点の 1 秒間での移動量（m）を示す．

振幅は波の大きさを表す量であり，波がどれくらい振れているかを表す．

図 4-4　波に関する基本的な量

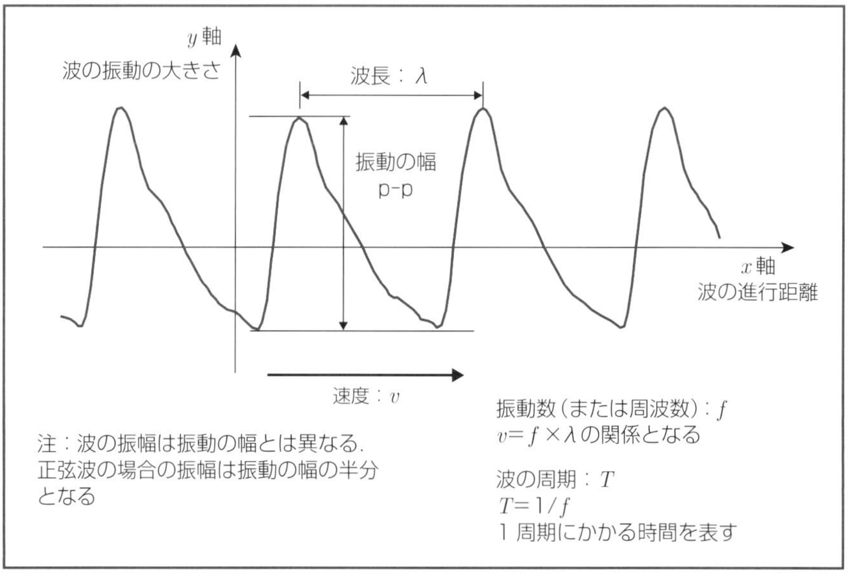

振動の幅が中央に対して上下対称であるとき，振動の幅の半分の長さを振幅という．振幅の単位は長さ［m］である．振幅は間違って表現しやすいので注意が必要である．波の縦軸（y 軸）の最高点と最低点の幅は振動の幅であり，振幅とはいわない．この幅のことを p-p（peak to peak）ということもある．

波長とは，波が同じ形を繰り返すとき，その1つの波形の幅をいう．波の形が合同であれば，頂点から頂点，あるいは最下点から最下点など，どこから始めても同じ波長が得られる．波の振幅が変化している場合にも，基本的な繰り返しが認められれば波長 λ を考えることができる．波長の基本単位は m である．

波の進行速度 v と波長 λ が分かれば振動数（周波数ともいう）f が決定できる．振動数 f［Hz］は1秒間に振動している数をいう．1秒で進む速度が v で，1つの波の幅（波長）が λ のとき，振動数 f は，

$$f = \frac{v}{\lambda} \quad [\mathrm{Hz}] \tag{4-1}$$

で表される．式（4-1）は $\lambda = v/f$，あるいは $v = \lambda \cdot f$ とも表現できる．このとき，振動数（周波数）は整数になるとはかぎらない．

f の逆数 T を波の周期とよび，

$$T = \frac{1}{f} \quad [\mathrm{s}] \tag{4-2}$$

で与えられ，波の1周期に要する時間を表している．

2—正弦波で表す波の式

波を表す一般的な式は，波形が正弦波となる式である．正弦波は単振動などの簡単な振動の運動を表す解としてよく現れるので，波の性質（振動の伝搬）を表現するのに適している．波の形が正弦波でない場合でも同じ波形が繰り返し現れる一般的な波は，フーリエ級数（Tips）を利用して簡単な正弦波の重ね合わせで表すことができる．

Tips　フーリエ級数とフーリエ展開

波形の変わらない周期的な波（周期関数）は，複数の正弦波の和（重ね合わせ）として表せる（フーリエ級数）．このときの正弦波の周波数はそれぞれ基本周波数の整数倍であり，振幅が異なる波である．ある周期関数を複数個の正弦波に展開することをフーリエ展開という．この方法を利用して，任意の周期関数を複数の正弦波の合成として表現でき，それぞれの周波数と振幅が計算できる．

FFT（fast Fourier transform：高速フーリエ変換）は，コンピュータを用いて高速にこの展開を行う方法である．FFT はさまざまな波形の解析の他に，音声や画像圧縮技術などにも使われる．

このような式を使う場合，正弦波（sin 関数）の角度は弧度法で表すのが普通である．弧度法は平面内における角度を表し，単位はラジアン［rad］（円の 1 周に相当する角度を 2 π とする）である．半径 1 の円の円周上の弧の長さに対応する中心角を意味するが，角度を円の半径と円周上にある弧の長さの比で表現したともいえる．角度は単位をもたない無次元数となる（$360° = 2\pi$ rad）．

$\theta = 0$ のとき，$\sin\theta = 0$

であり，

$\theta = n\pi$（n は整数）のとき，$\sin 2n\pi = 0$

$\theta = \pi(2n-1)/2$ のとき，$\sin\theta = 1$ または -1

となる．角度を含む数式を数学的に取り扱うとき（たとえば微分や積分）には，一般に rad を使った角度が利用される．

波の振幅は位置によって異なり，さらに時間によっても変化するので，波の振れの大きさ y を式で表すと，位置 x と時間 t の関数 y（x,t）となる．正弦波の波を式で表してみよう．

いま，原点（$x=0$）で生じた正弦波振動が，

$$y_{x=0} = a \cdot \sin\left(\frac{2\pi t}{T}\right) \tag{4-3}$$

であったとする．この式は，原点において振れが正弦波関数にしたがって変化していることを表している．この式で，x は位置，t は時間であり，a は振幅，T は周期である．このとき，$\dfrac{t}{T}$ は時間 t の間に何周期経過したかを表す．

この振動が波として x 軸の正の方向に速度 v で伝わるとする．原点から x 軸上の位置の座標 x まで振動が伝わる時間 t は $\dfrac{x}{v}$［s］となるので，波が形を変えずに移動したと考えると，x 点での波の時刻 t における変位 y は，時刻 $t-\dfrac{x}{v}$ における原点での変位に等しくなる．すなわち，式（4-3）の t に $t-\dfrac{x}{v}$ を代入すると同じ変位 y が与えられるので，

図 4-5　波の様子を表すグラフ

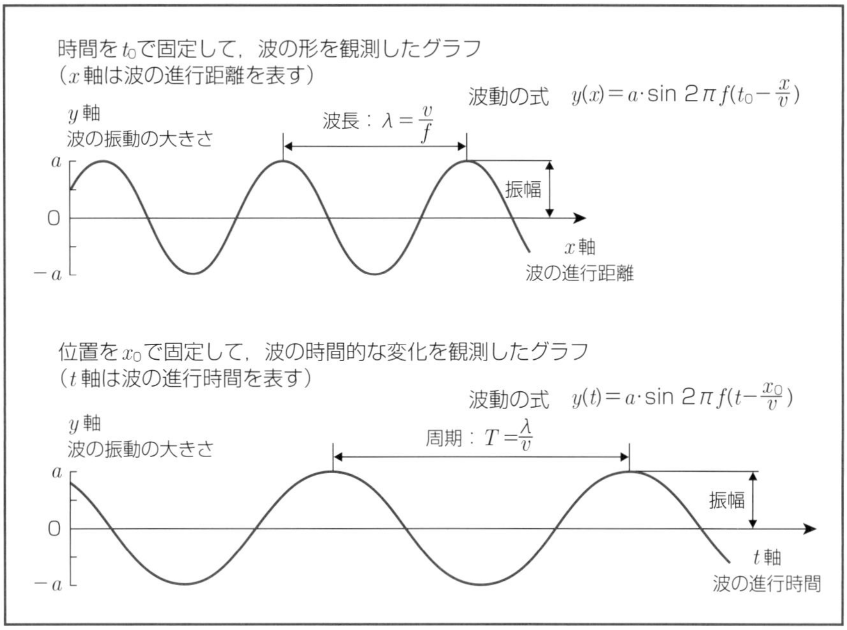

$$y\ (x,t)\ =\ a\cdot\sin\frac{2\pi\left(t-\dfrac{x}{v}\right)}{T} \tag{4-4}$$

が成り立つ．この式を振動数（周波数）f（ただし $f=\dfrac{1}{T}$）を使って書き直すと，

$$y\ (x,t)\ =\ a\cdot\sin 2\pi f\left(t-\frac{x}{v}\right) \tag{4-5}$$

で表せる．

図 4-5 は，この関数をグラフで示した結果である．波を図示する場合，横軸を x（位置）で表したものと，t（時間）で表したものの 2 つが描ける．横軸を x とした場合のグラフは，ある時間 t_0 で止めたときの波の状態を表し，横軸が t の場合には，位置 x をある位置 x_0 に固定して，この位置での振れの時間的な変化を表していることになる．

位置や時間を固定して波を図示するということは，x や t に適当な値を代入したときの波の状態を表現することである．たとえば，$x=0$ あるいは $t=0$ であれば，原点での場所や時間についての波の形を表現したことになる．

この正弦波の x についての繰り返し周期，すなわち波長は，

$$\lambda = \frac{v}{f} \qquad (4\text{-}6)$$

である．t についての周期を速度と波長で表すと，

$$T = \frac{\lambda}{v} \qquad (4\text{-}7)$$

であり，これらの式から，波には位置と時間について 2 つの周期性があることがわかる．

また，単位長さ（1 m）あたりの波の数，すなわち波長の逆数を波数（$k = \dfrac{1}{\lambda}$）とよぶ．分野によっては単位長さを 2π として，$k = \dfrac{2\pi}{\lambda}$ として波数を表すこともある．

正弦波の周期を角度で表すと，波の周期や振動数も角度を使って表現できる．1 周期の角度は 2π rad なので，波の振動の状態を角度で表現すると，

$$\omega = 2\pi f \qquad (4\text{-}8)$$

となる．このとき，ω を角振動数という（角速度や角周波数ともいう）．式（4-6），式（4-7），式（4-8）を使って正弦波の式（4-4）を表現し直すと，

$$\begin{aligned} y\ (x, t) &= a \cdot \sin 2\pi \left(\frac{t}{T} - \frac{x}{\lambda} \right) \\ &= a \cdot \sin(\omega \cdot t - f \cdot x) \end{aligned} \qquad (4\text{-}9)$$

と記述することができる．ここでは $k = \dfrac{2\pi}{\lambda}$ を使って表現した．

ここで，角度を表している

$2\pi \left(t - \dfrac{x}{v} \right) / T$，$2\pi \left(\dfrac{t}{T} - \dfrac{x}{\lambda} \right)$，あるいは $\omega \cdot t - f \cdot x$

のことを座標 x，時刻 t における位相という．位相はこのとき波を伝える媒質の状態を表し，正弦波の性質から位相が 2π 変化するごとに同じ振動状態を示す．

3 波のもつエネルギー

波を媒質の振動現象と考えると，波のもつ単位体積 V あたりのエネルギー $\dfrac{E}{V}$ は，

$$\frac{E}{V} = 2\pi^2 \cdot \rho \cdot f^2 \cdot a^2 \tag{4-10}$$

で表すことができる．エネルギーの単位は J（ジュール）である．波の媒質のもつエネルギーは振動数の 2 乗に比例し，振幅の 2 乗に比例する．

また，エネルギーに関連して波の強さが定義されている．波の強さとは，波動によって単位時間に運ばれる単位体積あたりのエネルギーの量のことをいう．波の単位時間の移動量は波の速度 v に相当するので，波の強さ I は，

$$I = 2\pi^2 \cdot \rho \cdot f^2 \cdot a^2 \cdot v \tag{4-11}$$

となる．I の単位は $\frac{\mathrm{J}}{\mathrm{m}^3} \cdot \frac{\mathrm{m}}{\mathrm{s}} = \frac{\mathrm{J}}{\mathrm{s} \cdot \mathrm{m}^2}$ である．

4 波の重ね合わせ

同じ物理現象による波が同一空間上で出合うと，波の重なりが生じる．2 つ以上の波が媒質中を進むとき，波が重なり合うと，元の波の形とは異なった新たな合成波を形成する．このとき合成された波の変位は，波の上の任意の位置で元の波の変位をそれぞれ加え合わせた代数和になる．

図 4-6 のような孤立した波が両側から進行して重なり合ったときを考える．このとき，それぞれの波はぶつかり合って合成波を作るが，その後は衝突がなかったかのように元の波の形に戻って進行する．このことを波の独立性という．このように，波は容易に重なり合うが，それぞれの波自体には元々の量が消えずに残る．

2 つの波が重なったときの媒質の変位 y は，それぞれの波の変位 y_1，y_2 の和になるので，任意の正弦波を，

Tips 波と振動との関係

波において，媒質をバネとおもりのような簡単なモデルで置き換えると，振動する媒質は運動エネルギーと媒質の弾性による位置エネルギーをもつことになる．運動する物体の質量を m，周波数を f（角速度で表すと $\omega = 2\pi f$），振動の振幅を a とすると，単振動のエネルギー E は，

$$E = m \cdot \omega^2 \cdot \frac{a^2}{2}$$

あるいは，

$$E = m \cdot 2\pi^2 \cdot f^2 \cdot a^2$$

で表される．波の場合には振幅を a としてまったく同じ式が成立する．ただし，おもりのような塊を考えるのではなく，媒質の振動であることを考慮して，質量 m に相当する部分は単位体積あたりの密度 ρ で表現して，波のエネルギーを単位体積あたりのエネルギーとして記述する．

図 4-6　進行する孤立波 A と波 B の重ね合わせ

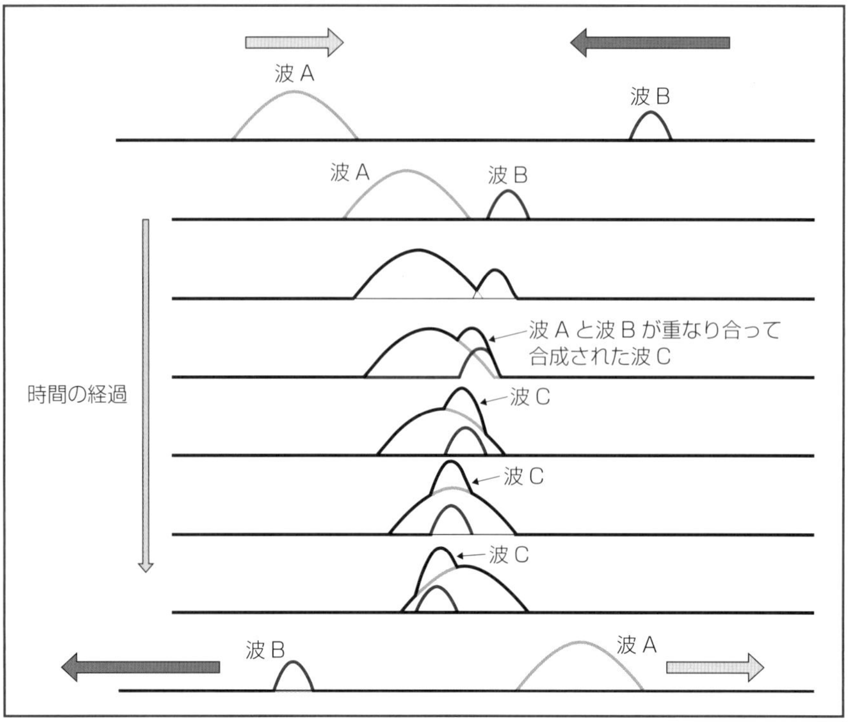

$$y_1 = a_1 \cdot \sin\left\{k_1(v_1 t - x)\right\} \tag{4-12}$$

$$y_2 = a_2 \cdot \sin\left\{k_2(v_2 t - x)\right\} \tag{4-13}$$

として，**図 4-7** に示すように合成された波の式を作ることができる．合成波は一般に複雑な形となるが，たとえば，波長と振幅が等しくて進行方向が反対の 2 つの正弦波など特別な波の重ね合わせでは，加法定理（Tips）を用いて新しい合成波の形を計算できる．

この場合は，振幅および波数を a，k とし，波を向かい合う逆方向の進行波として速度を $+v$ および $-v$ とすると，

$$y_1 = a \cdot \sin\left\{k(vt - x)\right\} \tag{4-14}$$

$$y_2 = a \cdot \sin\left\{k(-vt - x)\right\} \tag{4-15}$$

となり，重ね合わせにより，

$$y_1 + y_2 = -2a \cdot \sin(kx) \cdot \cos(\omega t) \tag{4-16}$$

が得られる．この波は座標 x 点では振幅が $2a \cdot \sin(kx)$ となり，$-\cos(\omega t)$

図 4-7　周期や振幅の異なる正弦波の重ね合わせ

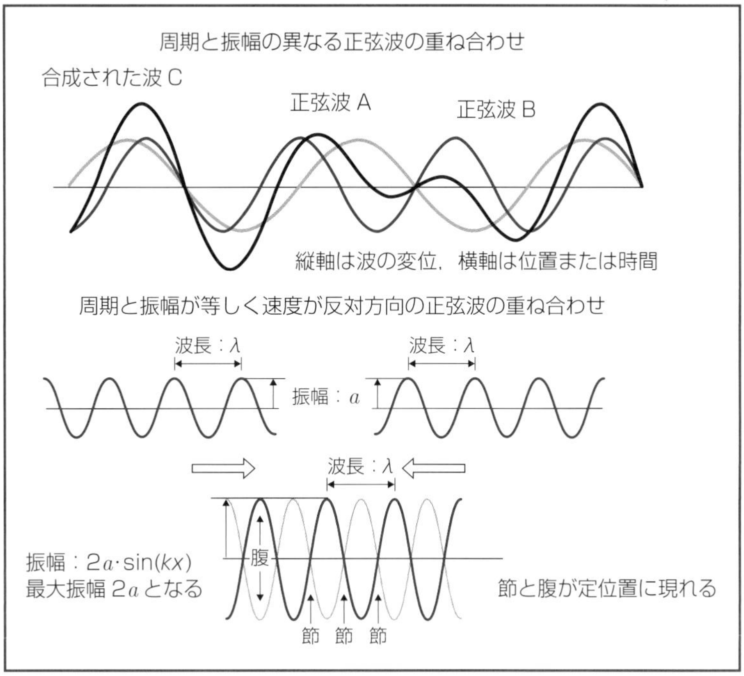

にしたがった時間変化を示す．このような波は定常波とよばれ，時間が推移しても合成された波は定位置で振動を繰り返しているようにみえる．このとき，特定の x 座標で振幅が常に 0 となる点が現れる．この点を波の節という．また，振幅が最大となる部分を腹という．また，$\sin(kx)\cdot\cos(\omega t)$ は 1 と −1 の間を動くので，振幅の最大値は $2a$ である．

定常波の周期と波長は元の波と同じであるが，節と節（あるいは腹と腹）の間隔は重なり合う前の進行波がもっていた波長の半分になる．また，振幅は元の波の 2 倍になる．

Tips　三角関数の基本的公式

三角関数は，いくつかの基本公式を覚えておくと取り扱いが楽になる．加法定理の公式を示しておく．

加法定理

$$\sin(\alpha+\beta)=\sin\alpha\cdot\cos\beta+\cos\alpha\cdot\sin\beta$$
$$\sin(\alpha-\beta)=\sin\alpha\cdot\cos\beta-\cos\alpha\cdot\sin\beta$$
$$\cos(\alpha+\beta)=\cos\alpha\cdot\cos\beta-\sin\alpha\cdot\sin\beta$$
$$\cos(\alpha-\beta)=\cos\alpha\cdot\cos\beta+\sin\alpha\cdot\sin\beta$$

5 波の速度

1—媒質の弾性率

弾性波は，媒質に存在する弾力が復元力になって弾性体内に生ずる波であり，媒質となる物体のもつ弾性率に依存した速度で進行する．振動が弾性をもつ媒質の中を伝わるとき，波が伝搬する過程で媒質中のある点が元あった場所からずれたとき，その点と隣り合った媒質の部分に新たなずれを引き起こす．また，この部分ではずれによって弾性体に蓄えられた力の作用で元の位置に戻る運動が起こる．

縦波と横波では，波の形成に関係する弾性率が異なる．縦波では波の進行方向と平行なひずみに対する弾性力（応力）が生ずるので，横波の進行には媒質に対するせん断弾性率が関係する．媒質が固体であれば，縦方向，せん断方向のいずれについても弾性率をもつので，横波，縦波の両方を伝えることができる．これに対して媒質が流体の場合には，せん断方向の弾性率が無視できるほど小さく，横波が現れないので縦波についてのみ考慮すればよい．固体に伝わる縦波では物体に働く力は圧縮や引っ張り方向であり，このときに現れる弾性率として縦弾性係数（ヤング率）を考える．しかし，気体のような媒質では，圧縮による体積に対する弾性が変位の復元力となるので体積弾性率が関係する．

どのような弾性率においても，弾性率は物体に働く応力とひずみの比として定義されている．

1）縦弾性率

物体を引っ張ったり圧縮したときに現れる荷重方向のひずみ（縦ひずみ）ε_L と応力 σ が比例するとき，

$$E = \frac{\sigma}{\varepsilon_L} \tag{4-17}$$

として，比例係数 E を縦弾性係数（率）という．E はヤング率（Young's modulus）ともいう．

2）せん断弾性率

物体に対する荷重に対して物体内部がずれる（せん断される）ように変形するとき，変形に対する弾性率を横弾性率（せん断弾性率）とよぶ．この場

合，応力としてせん断応力 τ，ひずみとしてせん断ひずみ γ を考え，

$$G = \frac{\tau}{\gamma} \tag{4-18}$$

としてせん断弾性率 G を求める．

3）ポアソン比

物体の縦方向にひずみが生じたとき，同時にこれと直角方向に生ずる横方向のひずみが起こると，物体の体積は変化する．ある荷重によって生じる縦方向の変形と横方向の変形との関係はその物質によって異なる．物体の縦ひずみ ε_L と横ひずみ ε_D の大きさの比をポアソン比 ν といい，

$$\nu = \left|\frac{\varepsilon_L}{\varepsilon_D}\right| \tag{4-19}$$

と定義する．ちなみに，生体の軟組織や水などのように加重による体積変化がない場合のポアソン比は 0.5 である．

4）体積弾性率

応力が作用して体積変化が生ずるとき，これを応力に対する体積のひずみと考えると，体積弾性率が定義できる．

圧力としての応力 σ_0 により生ずる体積ひずみを ε_V とすると，体積弾性率 K は，

$$K = \frac{\sigma_0}{\varepsilon_V} \tag{4-20}$$

と表すことができる．

ここにあげた弾性率の単位は，ひずみが無次元量なので，応力の単位と等しい Pa（パスカル）となる．

2―弾性率と波の速度

すでに述べたように，正弦波の波動を表す一般的な式は，波の振幅を a，周期を T，波長を λ，角速度を ω，波数を k とすれば，

$$\begin{aligned} y\ (x,t) &= a \cdot \sin 2\pi \left(\frac{t}{T} - \frac{x}{\lambda}\right) \\ &= a \cdot \sin\ (\omega \cdot t - k \cdot x) \end{aligned} \tag{4-21}$$

が位置を固定した状態での波の時間的な周期運動を表すことになる．

波の速度は 1 秒間に波の進む距離であり，波の波長（1 周期で進む距離）と周波数の積となる．また，正弦波の時間的な振動状態を角速度 ω で表現すると，1 周期が 2π となるので，

$$\omega = 2\pi f \tag{4-22}$$

が位置を固定した状態での波の時間的な周期運動を表すことになる．

波がどのような媒質を伝搬するかによって関係する弾性率が異なるので，条件別に波の速度を考える．

▶1）細い棒状の媒質を伝搬する縦波

縦波は，波の進行方向に平行な振動による伸び縮みの伝搬である．媒質である棒の適当な単位長さ部分の弾性率を E（縦弾性係数）とする．すなわち，ばね定数 k（縦弾性係数 E に相当する）の，ばねとおもりが直列につながった状態と同じである．ここで，適当な断面積を考えて単位長さあたりの質量（棒の単位体積あたりの質量）を密度 ρ と置き換えると，棒の微小部分の運動による力（加速度×質量）は微小部分に蓄えられた力（応力×断面積）に変換されるので，運動方程式を作ることができる．運動方程式は偏微分方程式になってしまうのでここでは省略するが，求めた解は質量 m とおもりとばね定数 k のばねとの組み合わせで与えられる振動の角速度 $\omega = \sqrt{\dfrac{k}{m}}$ と類似したものであり，縦弾性係数 E および密度 ρ を使って，

$$v = \sqrt{\frac{E}{\rho}} \tag{4-23}$$

が得られる．振動と波動は類似した性質をもっていて，波動においては媒質の運動に対する慣性力（ ρ ［kg/m^3］に相当）と弾性力による復元の力（E ［a]）に関係し，これらの力の比が波の伝搬速度と対応する．

▶2）無限に広い固体内の縦波

無限に広い固体を媒質と考えた場合，振動によって生じた縦方向のひずみは体積変化として現れ，また横方向にはせん断ひずみが生ずる．このため，波の伝搬には体積弾性率 K とせん断弾性率 G が関係する．この場合，波による変位は3次元的に生じることになる．

数式的な解法はむずかしいので省略するが，体積変化が特定の進行方向だけに現れる特別な場合には，膨張波，または圧縮波の速度 v は，

$$v = \sqrt{\frac{2G\,(1-\nu)}{\rho\,(1-2\nu)}} \tag{4-24}$$

と表すことができる．このときの波は一方向（特定の進行方向）に伝わる縦波である．ただし，ν はポアソン比である．

▶ 3）無限に広い固体内の横波

横波は 3 次元的に広がる波（x, y, z 方向）のうち，特定の進行方向（たとえば z 方向）の成分をもたない場合といえる．このときの波の速度 v は，

$$v = \sqrt{\frac{G}{\rho}} \qquad (4\text{-}25)$$

のきわめて簡単な式で表すことができる．

ここで式（4-24）と式（4-25）を比較すると，式（4-24）で示された縦波の速度の方が大きくなることがわかる．地震波の縦波である P 波が横波の S 波より速いことが理解できるだろう．

▶ 4）流体内の縦波

流体では固体と異なり，せん断弾性が存在しない．したがって，波は縦波となり，進行速度は体積弾性率 K を用いて，

$$v = \sqrt{\frac{K}{\rho}} \qquad (4\text{-}26)$$

となる．気体や水中での音波の伝搬速度（音速）はこの式で導かれる．

血管内での血液の流れのように，非圧縮性の流体（血液）が弾力性をもつ管を流れているとき，圧力に脈動があれば圧力変化は波として進行する（**図 4-8**）．このような波では，流体自体は非圧縮性であっても，圧力の高い部分で広がった管の弾性による力を復元力として波が進行することになる．このため，柔らかな管では圧縮性の流体（空気など）の伝搬と同じように考えることができる．このとき，圧力波の進行速度は管の体積弾性率に依存し，

$$v = \sqrt{\frac{K}{\rho}} \qquad (4\text{-}27)$$

となり，式（4-26）と同一の式で近似できる．

この速度 v を脈波伝搬速度（PWV）という．血管の体積弾性率 K は血管

図 4-8　弾性管内を伝わる圧力波

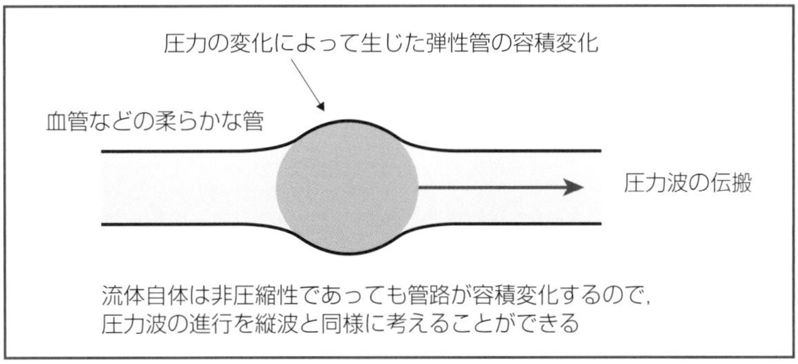

の断面円周方向の縦弾性率に比例し，血管径および血管の厚みに反比例するので，たとえば，動脈硬化などで血管が力学的に硬くなると，PWV が大きくなる．

▶5）弦を伝わる横波

弦を伝わる横波は，ピンと張った弦の一部を横方向に動かしたときの張力による復元力により形成される波である．

張力を T とすると，横波の進行速度 v は，

$$v=\sqrt{\frac{T}{\rho}} \tag{4-28}$$

で表される．この波の進行速度は，弦の一部分での運動方程式を考えると比較的簡単に導出できる．ただし，ここで使っている ρ は線密度であり，単位長さあたりの質量で単位は［kg/m］となる．

Tips 弦を伝わる波の解析

図のように，水平部分に働く張力を T としてピンと張った弦を考える．弦に力を加えて変形させたとき，弦が少し伸びて T' の張力が生じたとすると，変形を開始した部分 P で力の釣り合いを考えると，

$$T = T'\cos\theta \tag{4-29}$$

が成立する．ここで，横方向の変形速度を u とすると，時間が少し進行したとき，経過時間を Δt とする．波は弦の張られた向きに v の速度で進行すると考えると，Δt の時間に波が進行した距離 L は，

$$L = v\cdot\Delta t \tag{4-30}$$

となる．この部分の弦の質量 m は，断面積を A とすれば，

$$m = A\cdot\rho\cdot v\cdot\Delta t \tag{4-31}$$

となる．横方向の力 F は張力×断面積と角度 θ で，

$$F = T'\cdot A\cdot\sin\theta \tag{4-32}$$

と表すことができる．運動量は質量×速度であり，これが加えられた力積（=力×時間）と等しくなるので，

$$m\cdot u = A\cdot\rho\cdot v\cdot\Delta t\cdot u = T'\cdot A\cdot\sin\theta\cdot\Delta t \tag{4-33}$$

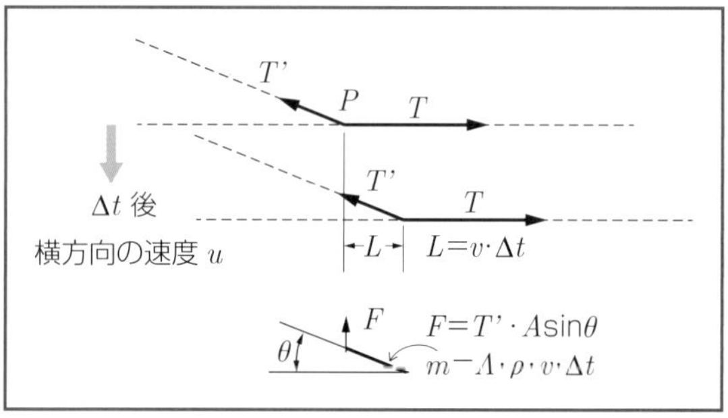

が成立する．このとき，式（4-33）の T' を式（4-29）を使って T に置き換えれば，式（4-33）から，

$$\rho\cdot v\cdot u = T\cdot\tan\theta \tag{4-34}$$

が誘導できる．$\tan\theta = u/v$ なので，

$$v^2 = T/\rho \tag{4-35}$$

から，

$$v=\sqrt{\frac{T}{\rho}} \tag{4-36}$$

が導かれる．

6 波の反射，透過と屈折

1—反射波と透過波の大きさと位相

波がある媒質を進行しているとき，性質の異なる媒質に進入すると，その境界面で波の一部は反射し，残りが透過する．反射波は元の媒質に戻ってくる波であり，元の波と同じ速度をもつ．一方，異なる媒質に透過した波は，新たな媒質によって決まる速度に変化する．この結果，透過した波には屈折という現象が起こる．

2—反射波と透過波の進行方向

波は異なる性質をもつ媒質の界面で反射や透過をするが，透過波が境界面で角度を変えて進むことを屈折という．波が媒質の境界面に斜めに入射すると，反射波と透過波は入射した波とは異なる向きに進む．反射波の進行方向は，反射面上の法線方向を対称軸として入射した波の反対方向に進む．入射波が異なる媒質に入ったときの波の進行方向は，ホイヘンスの原理を使って説明できる．

図 4-9 のように，ある時刻の波面で波の先端部分をみると，先端部の媒質の動きがそれに接する媒質を動かして伝わっている．この先端部の動きを新しい波の元（波源）として，ここから同位相の波が送り出されていると考える．たとえば，図のＰ点を基点として同心円状に新しい波が形成されるとする．波の先端部のどこからも同じように波ができれば，合成された波の

図 4-9　ホイヘンスの原理：素元波の合成による波の進行

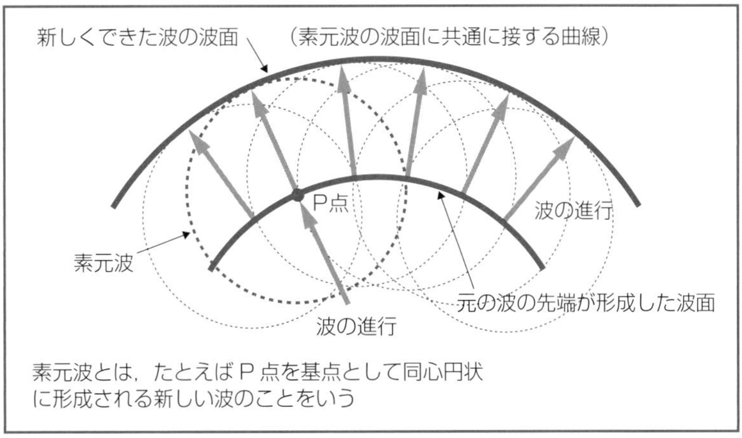

図 4-10　ホイヘンスの原理で説明した反射波の進行方向

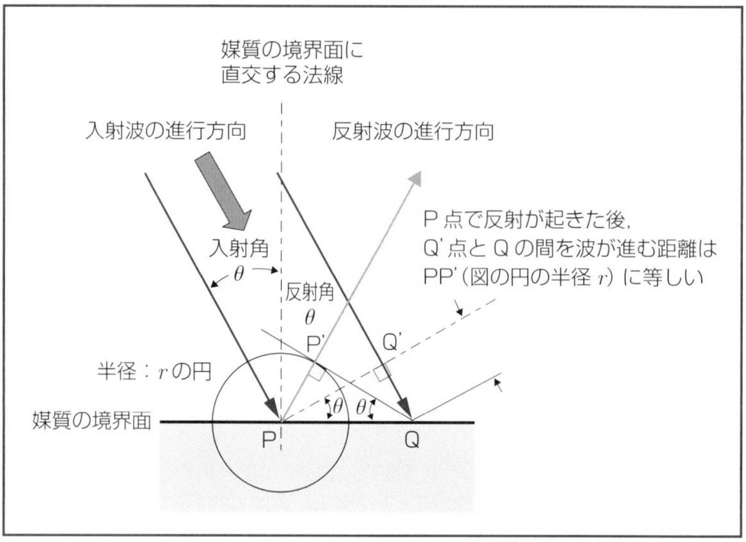

波面は各点で形成された波面に共通に接する曲線で表される．これをホイヘンスの原理という．

図 4-10 のように，面内を進行する波が媒質の境界となる線分内で反射したとする．このとき，線分に対する入射角を θ とすると，ホイヘンスの原理にしたがって，P 点ではこの点を基点とした同心円状の波が形成されることになる．P 点に波が伝わった時点で Q 点に向かって進む波はまだ Q 点まで届かない Q′点にある．Q 点に波が到着したときには，P 点で形成された波の先端部は同心円状のある点 P′に到達している．

ここで，P 点を中心として P′点を通る円に Q 点から接線を引くと，接点 P′で直線 PP′と P′Q が直交する．反射波は QP′を新しい波面として PP′の向きに進行するので，反射波の進行方向は反射面に対して入射角 θ と対称の方向になる．この角度を反射角といい，反射角＝入射角が成り立つことがわかる．

同様に，**図 4-11** には透過した波が角度を変えて進行する様子を示している．この場合，媒質 1 から媒質 2 へ入射すると波の進行速度が変化する．元の波の速度を v_1 とすると，単位時間 t に進行する距離は $v_1 \cdot t$ になる．同様に，透過した波の速度を v_2 とすれば，進行距離は $v_2 \cdot t$ となる．図中に示した式にしたがって，入射角 θ の波が透過して法線に対してある角度（屈折角 θ_r）で進行したとすると，$\sin\theta$ と $\sin\theta_r$ の比はそれぞれの媒質内での速度 v_1 と v_2 の比に等しくなる．このとき，波の周波数は変わらないので，速度の比は波長 λ の比と等しい．この結果，

図 4-11　ホイヘンスの原理で説明した透過波の進行方向（屈折）

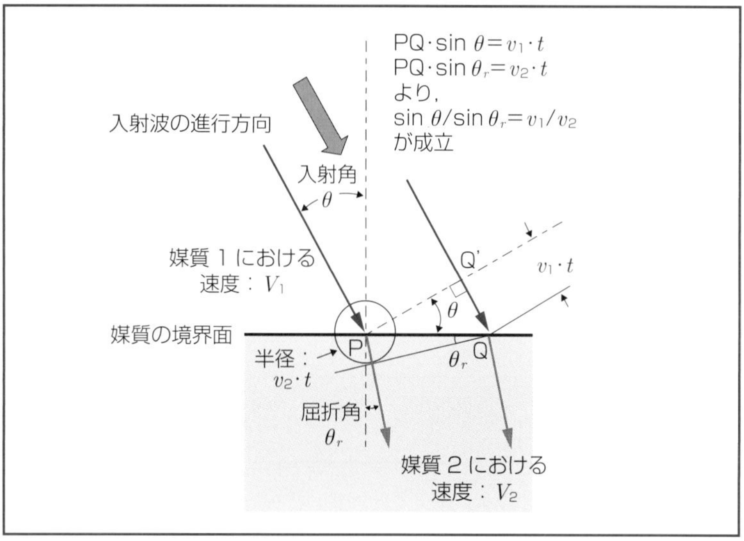

$$\frac{\sin\theta}{\sin\theta_r} = \frac{v_1}{v_2} = \frac{\lambda_1}{\lambda_2} = n_{1\text{-}2} \qquad (4\text{-}37)$$

となる．$n_{1\text{-}2}$ を媒質 1 に対する媒質 2 の屈折率という．

3—回折

平面波が進行中に狭い隙間（スリット）を通ると，進行波がスリットから広がって進むことがある．このような現象を回折という．回折現象は，波の波長がスリットの幅より長いときにはっきりと現れる．この現象もホイヘンスの原理で説明できる．

図 4-12 に示すように，波がスリットに到達すると波はスリットを基点として同心円状に広がる．スリットの幅が狭ければ，基点となる部分も狭い範囲に留まり，形成される新しい波面はほぼ同心円状になる．この結果，ある一定方向から波が進入したにもかかわらず，この波は壁を回り込むように裏側に広がることになる．スリットの幅が広い場合にはスリットの両端部分のみでこの現象が観察され，中央部分では平面波が進行方向と向きを変えずに進むことになる．同じ幅のスリットでも，波長が長い波であれば強く回折し，波長の短い波は回折を起こしにくい．

図 4-12　波の回折

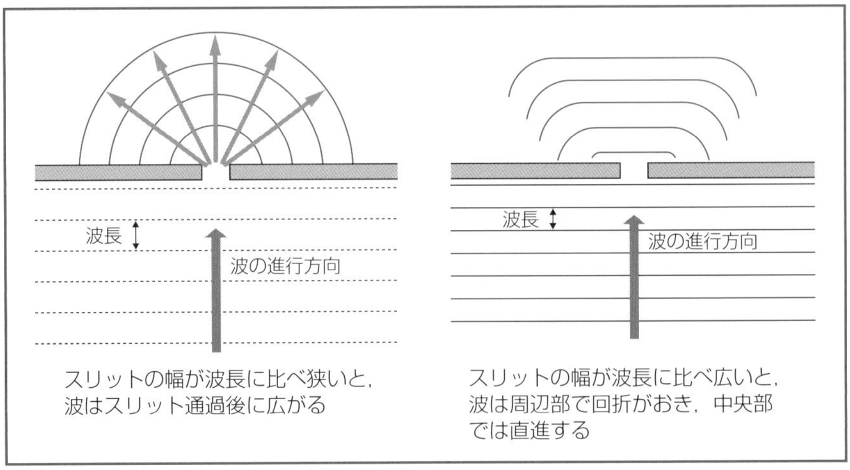

7 音波と超音波

1―音の基本的な性質と属性

音は流体中を伝わる縦波であり，空中では空気を伝わる疎密波として耳に届く．水や固体の中でも圧力波としての音波は伝搬するが，ヒトの聴覚の基本構造は，気体による疎密波を知覚するのに適した物理的構造をもっている．

振動数（周波数）が 20 Hz ～ 20 kHz の間にある空気の振動が耳に入って鼓膜をふるわせると，ヒトはそれを音として知覚する．この周波数の音波を可聴音という．これに対して，周波数が可聴音の周波数領域より高いときの音波を超音波という．音波としての基本的な性質は，可聴音も超音波も違わない．可聴音の周波数や大きさはそれらの組み合わせによって人にさまざまな感覚を引き起こさせる．我々が認知する音は，以下に示すような感覚的な属性をもっている．

1）音の高低

音の周波数が大きいとき高い音と感じ，周波数が小さいときは低い音と感じる．聴覚器には周波数の違いを検出する仕組みが存在しているので，音の周波数は区別して知覚される．きこえる音の最低周波数を最低可聴限，最高周波数を最高可聴限といい，ヒトの場合，年齢などによる違いはあるが，それぞれ約 20 Hz，20 kHz である．

▶2）音の強さ

音の波動は波としてのエネルギーをもっていて，エネルギーの大きな音波ほど大きな音として聞こえる．

▶3）音色，音質

楽器は種類によってさまざまな音色をもつ．同じ高さの音でも，音色として感じる音の質はいろいろである．楽器の発する音波を波形として記録すると，それぞれの楽器に特徴的な波形が認められる．音色の違いは波形として現れる．音叉の音は単純な正弦波であるが，多くの楽器では基本周波数の波のうえに細かな波が多く出現する．

2—音波の伝搬

▶1）聴音の反射・透過と音響インピーダンス

音波に限らず，波が性質の異なる媒質へ伝搬するとき，媒質が変化した部分で反射や透過が起こる．この現象によって音が物質の境界面で反射すると，音のエネルギーの一部は反射によって失われることになる．音がどのく

Tips　音の大きさと感覚

音の大きさは音波のもつエネルギーの大小で決まるが，感覚としての大きさはエネルギーに正比例しない．音だけでなく，一般に感覚としての大きさは刺激となる量の対数に比例する（Weber-Fechner の法則）．音の強度は可聴最小限界となるエネルギー I_0 を基準として，これに対する音のエネルギー I の比率を対数で示す．この表記による音の強度 N は，

$$N = 10\log\left(\frac{I}{I_0}\right)$$

となり，単位は dB（デシベル）である．ヒトの耳で知覚できる可聴最小限界となるエネルギー I_0 は 10^{-12} W/m^2 とされている．

音の強度はエネルギーの比だけでなく，疎密波の圧力変化からも計算できる．圧力変化は波の振幅 a に相当するので，エネルギーは a^2 に比例する．これを使って強度 N を表現すると，

$$N = 10\log\left(\frac{I}{I_0}\right) = 10\log\left(\frac{a^2}{{a_0}^2}\right)$$

となる．ただし，a_0 は I_0 に対応する基準音圧（$20\ \mu\mathrm{Pa} = 2\times10^{-5}\ \dfrac{\mathrm{N}}{\mathrm{m}^2}$）である．式を変形すると，

$$\mathrm{N} = 10\log\left(\frac{a^2}{{a_0}^2}\right) = 10\log\left(\frac{a}{a_0}\right)^2 = 20\log\left(\frac{a}{a_0}\right)$$

となり，音圧の比を使って表現できる（単位は dB）．これを音圧レベルと表現することもあるが，音の強さを表す値はエネルギーの比で考えても同じである．

パワーの比で dB 表現した場合には，対数の前の倍数が 10 であるのに対し，音圧（振幅）で表現すると倍数が 20 になる．

感覚としての音の大きさは，聴覚の音響特性にも依存する．任意の周波数をもつ音がどのくらいの大きさで聞こえるかを表現するには，基準となる周波数の音と同等の大きさに感じる強度を求める．基準音の周波数を 1,000 Hz として強度を変化させ，任意の音の大きさが 1,000 Hz の音のある強度と等しく感じたとき，このときの強度（dB 値）を使って別の単位ホン（phone）で表記する（単に同じ dB で表記されることも多い）．

図 4-13　波の反射と透過

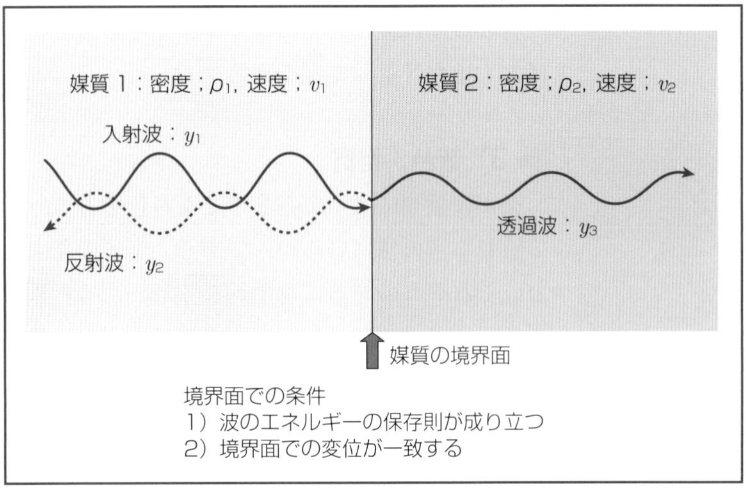

らい物質内部に伝搬するかを考えてみよう．

媒質 1 から媒質 2 に伝えられる波が x 軸上で正弦波として進行しているとする．このとき，点 P で媒質が不連続になって波の一部が反射し，同時に媒質 2 に伝わるとしよう．媒質 1 の密度を ρ_1，波動速度を v_1 とする．同様に，媒質 2 の密度を ρ_2，速度を v_2 として考える．

図 4-13 のように，それぞれ入射波 y_1，反射波 y_2，透過波 y_3 を定義し，波を角速度 ω，および速度 v を使って表現すると，入射波と反射波は速度の大きさが等しく，方向が逆となるので，

$$y_1 = A_1 \sin\omega\left(t - \frac{x}{v_1}\right) \tag{4-38}$$

$$y_2 = A_2 \sin\omega\left(t + \frac{x}{v_1}\right) \tag{4-39}$$

となり，入射波と透過波は速度の方向が等しく，大きさが異なるので，

$$y_3 = A_3 \sin\omega\left(t - \frac{x}{v_2}\right) \tag{4-40}$$

となる．ただし，A_1，A_2，A_3 はそれぞれの波の振幅である．

ここで，境界点 P における波のもつエネルギーが保存されること，および変位が等しいことを条件として等式を作る．

単位時間での波のエネルギーについての等式は，

$$I = 2\pi^2 \cdot \rho \cdot f^2 \cdot A^2 \cdot v \tag{4-41}$$

となるので，$\omega = 2\pi f$ として等式を整理すると，

$$\rho_1 \cdot \omega^2 \cdot A_1^2 \cdot v_1 = \rho_1 \cdot \omega^2 \cdot A_2^2 \cdot v_1 + \rho_2 \cdot \omega^2 \cdot A_3^2 \cdot v_2 \qquad (4\text{-}42)$$

が成立する．ωは一定であるのでこれを消去すると，

$$\rho_1 \cdot A_1^2 \cdot v_1 = \rho_1 \cdot A_2^2 \cdot v_1 + \rho_2 \cdot A_3^2 \cdot v_2 \qquad (4\text{-}43)$$

が成り立つ．

一方，変位に関する等式は，媒質の境界面におけるxを0として，その点の両側で波の変位が一致していると考えれば，

$$A_1 \sin\omega t + A_2 \sin\omega t = A_3 \sin\omega t \qquad (4\text{-}44)$$

すなわち，

$$A_1 - A_2 = A_3 \qquad (4\text{-}45)$$

が成り立つ．式（4-43）と式（4-45）を連立させてA_2，A_3をA_1で表すと，

$$A_2 = \frac{A_1 \cdot (\rho_1 \cdot v_1 - \rho_2 \cdot v_2)}{(\rho_1 \cdot v_1 + \rho_2 \cdot v_2)} \qquad (4\text{-}46)$$

$$A_3 = \frac{2 \cdot A_1 \cdot \rho_2 \cdot v_2}{(\rho_1 \cdot v_1 + \rho_2 \cdot v_2)} \qquad (4\text{-}47)$$

の関係が成り立つ．

式（4-46）から，$\rho_1 \cdot v_1 > \rho_2 \cdot v_2$のとき$A_2$が正，すなわち反射波は入射波と同位相となることがわかる．このような反射を自由端反射という．一方，$\rho_1 \cdot v_1 < \rho_2 \cdot v_2$のとき反射波が入射波と逆位相（$\pi$あるいは180°の位相ずれ）となる．このような反射を固定端反射という．

また，式（4-47）で示されるように，A_3の符号はA_1に等しいので，透過波は位相のずれを起こさない．また，同じ入射波であっても，媒質の性質にしたがって反射波と透過波の大きさが変わることがわかる．

一般に音速はcで表すことが多いので，ここからは音速をcで表すことにする．上記した式に頻繁に現れる密度ρと音速cの積（$\rho \cdot c$）は音響インピーダンスとよばれ，Zで表される．媒質1および媒質2の音響インピーダンスをそれぞれZ_1，Z_2として，式（4-46），式（4-47）を書き換えると，反射波の振幅は，

$$A_2 = \frac{Z_2 - Z_1}{Z_1 + Z_2} \cdot A_1 \qquad (4\text{-}48)$$

で記述できる．同様に透過波については，

$$A_3 = \frac{2Z_2}{Z_1 + Z_2} \cdot A_1 \qquad (4\text{-}49)$$

となる．

このことから，音の反射や透過には音が通過する2つの媒質の音響インピーダンスの比が関係し，音響インピーダンスの比（あるいは差）が小さいほど音はよく透過することがわかる．

このように，音を効率よく伝えるためには，反射波をできるだけ小さくするために，2つの媒質の音響インピーダンスをできるだけ近い値にすることが必要となる．このことを音響インピーダンスのマッチング（インピーダンス整合）という．

3—ドプラ効果

音波が存在する環境で，音源や観測者が移動していると，音源の周波数とは異なる周波数の音がきこえる現象が起こる．緊急車両のサイレンなどで日常的にも経験する現象である．この現象は，可聴音だけでなく波動に共通の

Tips　インピーダンス

インピーダンスとは，ある点における作用の大きさとそれに対する効果の比を表す．この比は効果の起こしにくさの指標となる．とくに，作用が周波数成分をもっているときの比をインピーダンスと称しているが，もちろん作用に変化がなくても適用できる概念である．

たとえば，電気回路において，電流 I に対する電圧 E の比を Z_e とすると，

$$Z_e = \frac{E}{I}$$

の関係で表せる．電圧 E が直流のとき，Z はインピーダンスではなく，抵抗（レジスタンス）とよばれる．この式はオームの法則として有名である．

機械の場合には，この関係は力 F と機械の振動速度 v との比になり，機械インピーダンス Z_m は，

$$Z_m = \frac{F}{v}$$

となる．

音響インピーダンス Z は作用を音圧 P，効果を粒子の平均速度 v とすると，

$$Z = \frac{P}{v}$$

であるが，損失のない平面波の場合には媒質の密度を ρ，音速を c とすると，

$$Z = \rho \cdot c$$

と一致する．

Tips　音響インピーダンス

波動におけるインピーダンスは，波の伝わりにくさの指標である．音波の場合，音響インピーダンスは疎密波における圧力変化に対する弾性体の変形しにくさとの比で与えられる．すなわち，音圧（大気圧と疎密波の圧力変動分の差）と媒質の粒子速度の比が音響インピーダンスとなり，単位は Pa/（m/s）＝Pa・s/m＝N・s/m^3 である．自由平面を進行する音波では，この比は媒質の密度と音の伝搬速度の積，すなわち $\rho \cdot c$ に等しい．このとき，媒質に固有の値を音響特性インピーダンスとよぶ．音響特性インピーダンスの単位は kg/（m^2・s）であるが，音響インピーダンスの単位にある力 N を質量×加速度として単位変換すれば，音響特性インピーダンスと音響インピーダンスの単位が一致していることを確認できる．

現象として現れ，ドプラ効果とよばれている．超音波で観察されるドプラ効果は，血管を流れる血液中の血球成分からの反射波によって，あたかも音源が移動しているような周波数変化として観測される．これを利用して血流速度を計測することができる．

ドプラ効果は，音源と観測者の相対的な移動速度に関係するが，音源が動く場合と観測者が動く場合では周波数の変化を起こす原因が異なる．

ドプラ効果に関係する項目をあらかじめ示し，条件に分けて考えることにする．関係するのは音速 c [m/s]，音源で発する音の周波数 f_S [Hz]，音源の速度 v_S [m/s]，観測者の速度 v_o [m/s]，観測される音の周波数 f_o [Hz] である．

▶ 1）音源が移動する場合

音源Sだけが動いて観測者Oが静止している場合を考える．**図4-14**のように，音源Sが等速度 v_S [m/s] で動き，観測者に近づいてくる場合を解析する．話を簡単にするために，静止した観測者が t 秒間にきいた音波の数（周波数）に着目して考える．音波は音速 c で進んでいるので，観測者がはじめにきいた音波は t 秒後に $c \cdot t$ [m] 先に進む．一方，t 秒後に音源が発した音は，音源が観測者に $v_S \cdot t$ [m] だけ近づいている．この間に音源が発する波の数は $f_S \cdot t$ [回] となる．すなわち，$c \cdot t - v_S \cdot t$ の距離の間に $f_S \cdot t$ の音波が含まれることになる．この音波の波長 λ を計算すると，

$$\lambda = \frac{(c \cdot t - v_S \cdot t)}{f_S \cdot t} = \frac{(c - v_S)}{f_S} \tag{4-50}$$

となる．音は音源の移動にかかわらず同じ媒質中を進むので，音速自体が変わることはない．したがって，きこえる音の周波数 f_o を波長から計算すると，

$$f_o = \frac{c}{\lambda_o} \tag{4-51}$$

となり，λ_o に式（4-50）式を代入して整理すると，

$$f_o = \frac{c \cdot f_S}{(c - v_S)} \tag{4-52}$$

となる．すなわち，観測者のきく音波の周波数 f_o は元の周波数の $\dfrac{c}{(c - v_S)}$ 倍に増えることがわかる．また，この式からわかるように，音源が観測者と逆の方向に進む場合には v_S は負の値をとるので，観測者のきく音の周波数は元の周波数より小さくなる．

図 4-14　音源が観測者に対して移動しているときのドプラ効果

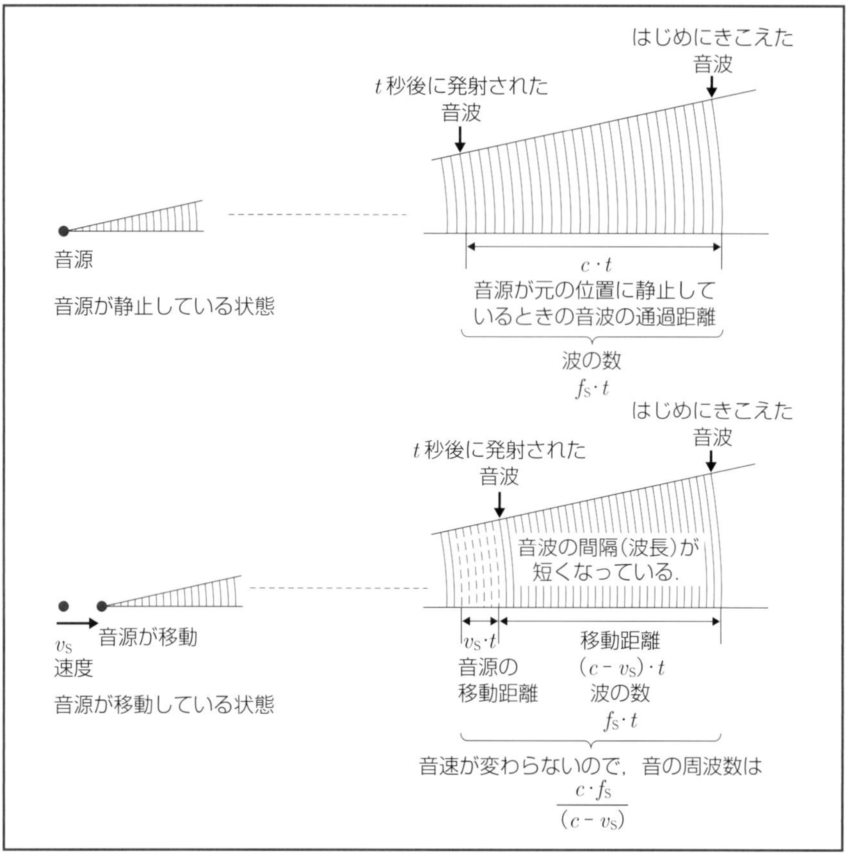

▶ 2）観測者が移動する場合

音源 S が静止していて観測者 O だけが動いているときは考え方が少し異なる．**図 4-15** のように，音源が静止して観測者が動いていると，音源からの音には波長の変化がない．観測者は波長が一定である音波を横切ることになるので，観測者が静止している場合と移動している場合では一定時間に感じる音波の波数が違ってくる．観測者が音源に近づいたときには，同一時間内により多くの波を感じることになる．すなわち，きこえる音の周波数が高くなることに相当する．

図 4-15 のように，音源 S からの音波が観測者を通り過ぎていくとしよう．音は観測者を通過するが，同時に観測者が音源に速度 v_o [m/s] で近づいているので，t 秒間で観測できる音の波は t 秒間で音波の移動距離 $c \cdot t$ [m] と観測者の移動距離 $v_o \cdot t$ [m] の和，

図 4-15　観測者が音源に対して移動しているときのドプラ効果

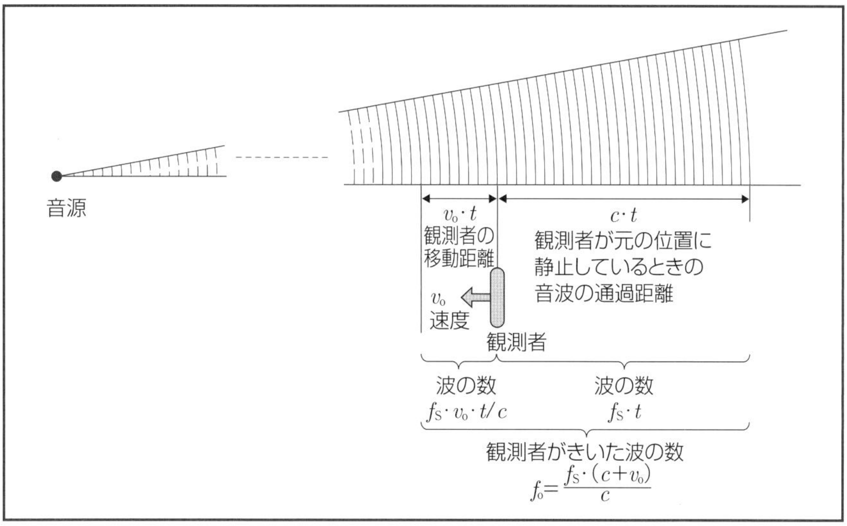

$$c \cdot t + v_o \cdot t \ [\mathrm{m}] \tag{4-53}$$

の間に存在する．この間の音波の波長は元の音波と変わらない．したがって，この距離に含まれる波の数は観測者が静止しているときに比べ増加し，その割合は，

$$\frac{(c + v_o) \cdot t}{c \cdot t} = \frac{(c + v_o)}{c} \tag{4-54}$$

となる．この結果，観測者には静止時より高い周波数である，

$$f_o = \frac{f_S(c + v_o)}{c} \tag{4-55}$$

の周波数の音がきこえることになる．

3）音源と観測者の双方が移動する場合

音源と観測者の双方が動く場合は，前述の考え方を順に追ってたどればよい．まず，音源が移動したときに，静止した観測者のきく音の周波数 f_o' が，

$$f_o' = \frac{c \cdot f_S}{(c - v_S)} \tag{4-56}$$

となり，次にこの周波数の音を音源として観測者が動くと考えれば，

$$f_o = \frac{f_o'(c + v_o)}{c} \tag{4-57}$$

が成り立つので，これら両式を組み合わせて，

$$f_o = \frac{c \cdot f_S}{c - v_S} \cdot \frac{c + v_o}{c}$$
$$= \frac{f_S(c + v_o)}{c - v_S} \tag{4-58}$$

が成立する（この式では，音源と観測者の移動速度の符号を両者が近づくときに正となるように決めてある）.

ドプラ効果は定性的には音源と観測者のいずれが動いても，両者が近づく方向への移動であれば周波数が高くなり，離れれば低くなる．しかし，式に示されるように，音源と観測者の移動に関する考え方はそれぞれ異なっていることがわかる．

4—音波の干渉とうなり

1）音波の干渉

すでに本章 1-4 に述べたように，複数の波が媒質中に同時に存在すると，複数の波は重なりあって，元の波形を重ね合わせた波が出現する．これを波の干渉という．音波が重なり合ったときも同様な現象が生じる．

周波数の異なる 2 つの音波をそれぞれ簡単な式で表し，

$$f_1\,(x,t) = A \cdot \sin\left\{2\pi\left(\frac{x}{\lambda_1} - f_1 \cdot t\right)\right\} \tag{4-59}$$

$$f_2\,(x,t) = A \cdot \sin\left\{2\pi\left(\frac{x}{\lambda_2} - f_2 \cdot t\right)\right\} \tag{4-60}$$

とする．計算を簡単にするために，2 つの音波の振幅 A は等しいものとする．また，それぞれの音波の波長は λ_1，λ_2，周波数は f_1，f_2 である．

2 つの音波を合成すると，加法定理を使って，

$$f\,(x,t) = f_1\,(x,t) + f_2\,(x,t)$$
$$= 2A \cdot \cos 2\pi \left\{2\pi\left(\frac{x}{\lambda_{1-2}} - f_{1-2} \cdot t\right)\right\} \cdot \sin 2\pi \left\{2\pi\left(\frac{x}{\lambda_{1+2}} - f_{1+2} \cdot t\right)\right\} \tag{4-61}$$

となる．ただし，

$$\frac{1}{\lambda_{1-2}} = \frac{1}{2}\left(\frac{1}{\lambda_1} - \frac{1}{\lambda_2}\right),\quad \frac{1}{\lambda_{1+2}} = \frac{1}{2}\left(\frac{1}{\lambda_1} + \frac{1}{\lambda_2}\right)$$

$$f_{1-2} = \frac{(f_1 - f_2)}{2},\quad f_{1+2} = \frac{(f_1 + f_2)}{2}$$

図 4-16　2 つの音波の重なり合いとうなり

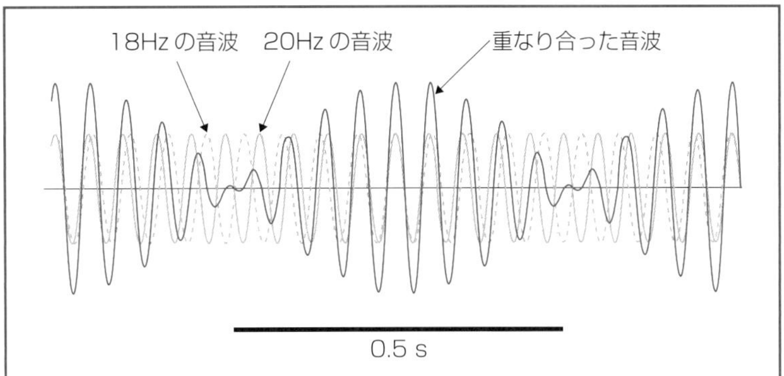

2 つの音波の周波数の差（2Hz）で振動現象（うなり）を生ずる

である．

合成された音波は 2 つの三角関数の積で表され，はじめの項（cos の部分）に現れる波長の逆数は元の音波にある波長の逆数の差の半分，周波数はそれぞれの周波数の差の半分である．また，sin の項では周波数が元の音波の周波数の平均（両者の和の半分）となり，2 つの波の周波数が近いときには元とあまり高さの違わない音がきこえる．

図 4-16 に，周波数が 20 Hz と 18 Hz の 2 つの正弦波を数学的に加え合わせて合成した結果を示した．合成された関数は一見複雑な波にみえるが，波長の短い（周波数の高い）波の振幅が周波数の低い波で制限されていることがわかる．式（4-61）に戻って考えれば，周波数の高い波は sin の項に現れ，元の周波数の平均値（19 Hz）をもち，周波数の低い波は両者の差の半分（1 Hz）になっている．

このとき，周波数の低い波のなかで，高い周波数の波の振幅が + と − に振れるので，音の大きさは周期的に変化する．この変化の周波数は周波数の低い波 cos の項の 2 倍（周期が半分）であり，元の波の周波数の差となる．すなわち，2 つの音波の重なり合いでは，それぞれの周波数の差に一致した周波数で，音の大きさに強弱が現れ，この強弱に応じた新しい周期の音波が加わってきこえる．

Tips　超音波で作る可聴音

超音波はヒトにはきこえない周波数をもつが，2 つの超音波を重ねると，うなりによって可聴周波数の音をきくことができる．音には周波数が高いほど直進する傾向がある．しかし，周波数の高い超音波は人間にはきこえない．複数の超音波を空間の特定領域に放射し，うなりを利用して可聴領域の音（たとえば音声）を作り出すと，特定の範囲だけできこえる音を作ることができる．大きな会場に点在する展示品の個別説明など，利用できる領域はいろいろ考えられる．

▶ 2）うなり

複数の音波が合成されたとき，元の音波に加えて，重なり合って作られた別の周期の振動が形成される．元の音波の周波数が近いとき，基本となる音波は元の音波の周波数の平均値であり，元の音とほとんど変わらない．一方，重なり合うことで作られた音の強弱の繰り返しは，元の音波の周波数の差となり長い周期をもつ．このとき，強弱の周波数が可聴周波数領域以下になるとき，合成された音の強弱は音としてではなく，音のふるえ，あるいはうなりとしてきこえる．うなりは音が低い周波数で強弱を繰り返すので，「ウワン，ウワン・・」と響いてきこえる（**図 4-16**）．

章末 exercise（過去の国家試験に出題された問題からの抜粋）（解答は p.179）

問題 1

音の性質について**誤っている**のはどれか．

1. 振動によってエネルギーが伝わる．
2. 音圧が高いほど音量が大きい．
3. 音が伝わるためには振動による媒質のひずみが必要である．
4. 音波は疎密波である．
5. 音波の伝搬速度は媒質の体積で決まる．

問題 2

音波について**誤っている**のはどれか．

1. 超音波は周波数が 20 kHz よりも高い音波である．
2. 超音波は可聴音よりも直進性が高い．
3. 音源が観測者に向かって近づいているとき聞こえる音は高くなる．
4. 伝搬中の疎密波は密の部分で圧力が低下する．
5. 超音波診断装置では 0.5 ～ 20 MHz 程度の周波数が利用されている．

問題 3

図は x 軸上を正の向きに進む縦波の，ある時刻における変位を y 軸に示している．x 軸上で媒質がもっとも密な位置はどれか．

1. A
2. B
3. C
4. D
5. E

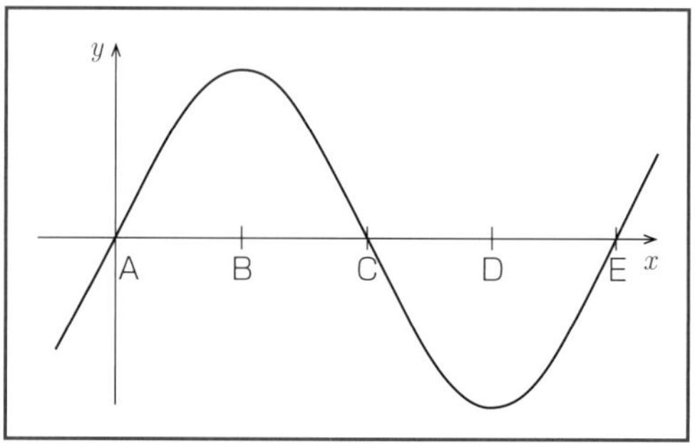

問題 4

正弦波が一定速度 v，周波数 f で進むとき，周期 T，角振動数 ω，波長 λ，波数 k の間の関係式で**誤っている**のはどれか．

1. $\omega = 2\pi f$
2. $T = \dfrac{1}{f}$
3. $v = \lambda f$
4. $k = \dfrac{2\pi}{\lambda}$
5. $f = \dfrac{k}{\pi}$

問題 5

図の実線で示す正弦波が P から Q まで進み，0.1 秒後に破線の波形になった．この波の振動数はどれか．

1. 0.3 Hz
2. 2.0 Hz
3. 4.0 Hz
4. 7.5 Hz
5. 10.0 Hz

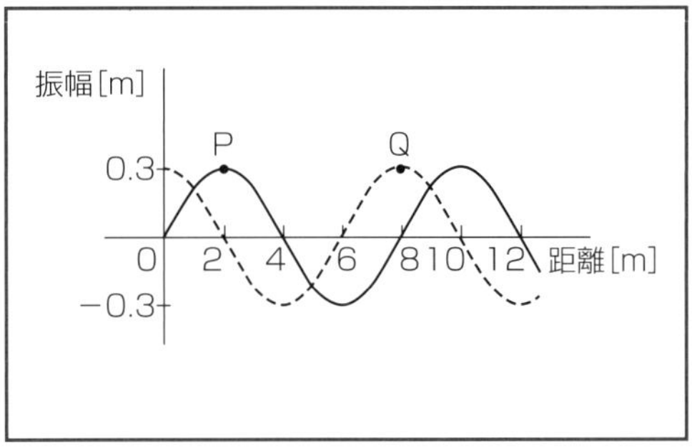

問題 6

1 MHz の超音波が水中を進行するときのおよその波長［mm］はどれか．

1. 150
2. 15
3. 1.5
4. 0.15
5. 0.015

問題 7

振動数 200 Hz の音源が，静止している観測者に向かって音速の 2/3 の速さで近づいている．音速が 330 m/s のとき，観測者がきく音の周波数は何 Hz か．

問題 8

音速の 1/25 の速度で移動している観測者を，その後方から音源が音速の 1/5 の速度で追いかけるとき，観測者がきく音の振動数は音源の出す音の振動数の何倍か．

Clinical Engineering

第5章 熱と熱力学

1 熱とは

医療分野で熱に関係する医療機器は少なくない．電気メスは電気を集中させてメス先で発生させた熱を利用して組織を切開したり凝固させたりして，出血をおさえて手術をすることができる．また，体外循環装置では，血液を加温あるいは冷却することで体温のコントロールを行っている．それ以外にも加熱や冷却など，直接，間接的な熱の作用による医療機器はいくつも存在する．このような機器を考えるうえでも，熱に関係する基本原理を正しく理解しておくことが大切になる．

熱や温度は経験的に簡単に理解できるように思えるが，その理屈は案外むずかしい．それは，熱の概念が他の物理現象と異なった概念に基づくからである．熱自体は物質ではない．しかし，物質のないところには温度も存在しない．熱は本質的な部分でエネルギーと直結するので，熱や熱現象を考えるためには，エネルギーの概念とその作用を理解することが必要となる．

かつては熱や温度をエネルギーとは切り離して，熱要素の集まりを考えることで熱現象を説明した．かつての熱量の単位である cal はそのような意味をもつ．この考えで熱に関係する物理現象の多くを簡単に説明できるが，一方で，熱要素それ自体を説明することはできなかった．熱は熱自体が物質として存在するわけではなく，特定の要素の集まりではない．熱や温度は物質の状態を表すものであって，熱に関係する現象は物質の状態やその変化として説明できる．熱はエネルギーの一つの表れであり，温度は物体の熱エネルギーの平均的な密度として考えることができる．この考え方に基づいて，熱の単位は従来の cal が廃止され，SI では熱を，エネルギーの単位である J（ジュール）で表現している．

2 温度

1—熱と温度の関係

温度は熱いとか冷たいなどの指標となる量である．熱と温度は密接に関係しているが同じものではない．たとえば，氷に熱を加えて水に変わっても，水と氷が共存している状態では温度に変化がない（0℃のままである）ことはよく知られている．氷に熱としてのエネルギーが加わったにもかかわらず温度が変わらないことは不思議な感じがするが，物質としての水は，固体である氷から液体である水に変化している．温度が変わらなくても物質の状態が変わったことは明らかである．

熱は温度を変える元になるエネルギーの表れであり，温度は物体における熱エネルギーの量に関係する．熱エネルギーは物体のもつエネルギーのなかで，物体の熱的な運動に伴う運動エネルギーのことである．

熱的な運動エネルギーについて説明する．すべての物体は分子や原子で構成されている．物体は全体として静止しているようにみえても，内部の分子や原子を個別に観察すると，それらは静止しているのではなく，エネルギーの状態に依存した運動（熱運動）を行っている．このとき，均一な温度にある物体の微小部分は常に等しいエネルギー状態にあるとはかぎらない．たとえば，気体や液体では分子運動により分子自体が動き回るので，分子同士の衝突によってエネルギーの移動が行われる．また，壁に衝突すれば反射して，壁には押す力（圧力）が作用する．このように，個々の分子は独立した運動状態をもてるので，分子の運動は一定ではないが，物体全体を考える場合には乱雑な運動の集合体として扱うことができる．内部に不均一なエネルギーの状態があれば，エネルギーは密度の高い部分から低い部分に移動するので，熱による運動は平均すれば均一なエネルギーの状態とみなすことができる．

物体内部における分子の運動エネルギーの総和を物体の内部エネルギーという．このエネルギーの一部が移動して他の物体（あるいは同一物体の他の部分）の分子の運動状態の変化を起こすとき，移動したエネルギーのことを熱という．この考えによれば，熱とは分子の運動状態を変えるエネルギーと言い換えることができる．このような運動は，分子が自由に動き回る気体や液体だけでなく，固体においても同様である．固体の場合には原子や分子は気体や液体ほど自由な運動状態を示すことはできないが，存在できる領域内

図 5-1　熱エネルギー（温度）による原子や分子の運動

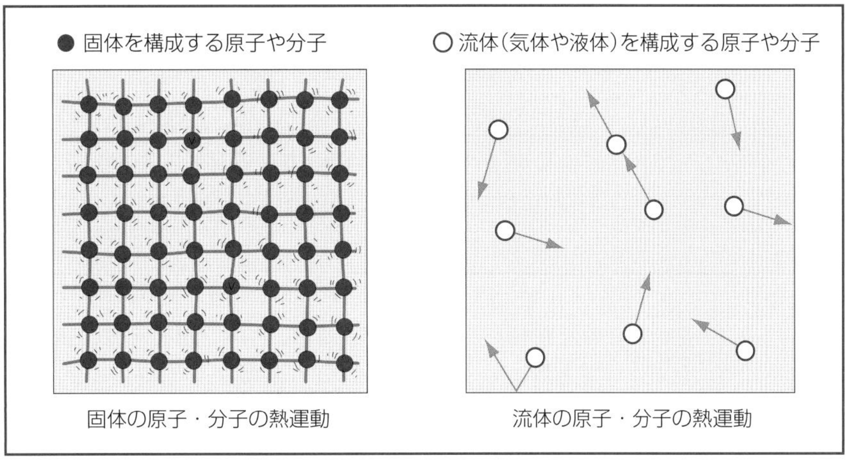

で熱的な運動（振動）が行われている．**図 5-1** は，固体と気体（液体）における熱による分子の運動状態を模式的に示したものである．

温度は，このような熱的な分子（原子）の運動状態の平均的なエネルギー密度に相当する．物体に熱が加わると，物体の運動状態は激しくなり，平均的な熱エネルギーが増加するので温度は上昇する．このとき，個々の原子や分子間ではエネルギーの移動が常に繰り返されるので，熱現象は物体を構成する要素としての原子や分子の運動だけで考えることはできない．物体はきわめて多くの分子や原子から構成された物質でできているので，熱現象もそれらの総和（あるいは統計的な平均）として考える．

物体の熱的な運動状態は，統計的にみてもっとも起こりやすい状態が実現されるので，一般には熱エネルギーが物体中で極端に偏ることはなく，統計的に考えられるエネルギーの分布状態（エネルギーが分散して熱の乱雑度が最大となる状態）に落ち着く．

このときの熱エネルギーの乱雑の度合いをエントロピーという．熱エネルギーが狭い領域であまり広がらないときは乱雑度が小さく（エントロピーが小さく），広がっているときのエントロピーは大きい．

2—熱と温度の単位

熱は熱エネルギーの移動状態であるので，熱の単位はエネルギー（または変化分）と一致する．一般に，エネルギーの変化は仕事として扱うこともできるので，エネルギーと仕事は同じ単位をもつ．SI 単位は J（ジュール）であり，

$$J = N \cdot m \qquad \text{（ニュートン・メートル）} \tag{5-1}$$

で与えられる．熱も本質がエネルギーであるので，熱に対する単位もJが使われる．熱を利用した機械（熱機関）は，熱のエネルギーを運動のエネルギーに変換して，熱の一部を運動力学的な仕事として取り出す仕組みである．

温度の単位は熱とは独立である．温度は熱そのものを表すのではなく，熱による原子や分子の運動の大きさを表すものである．したがって，温度は熱の量だけに関係するのではなく，温度には熱（エネルギー）を与えられた物体の個々の性質が関係する．

古典的には，温度は温かいとか冷たいとかの尺度として，身近にある標準的な物質の状態で決められている．たとえば，セルシウス（摂氏）温度は，水が凍る温度を0度（℃），沸騰する温度を100度（℃）として，2つの温度を基準に，その間を100等分して1度の目盛りを定めている．

摂氏温度は－50℃などと，負の値が存在できる．これは，温度の単位をエネルギーとは別に，地球に存在するもっとも標準的な物質である水を基準に定めたことによる．温度は熱エネルギーの平均値に対応するので，本質的に考えれば温度には最小値が存在する．すなわち，エネルギーが最小（0）となったときに温度も最小となると考えた方が都合がよい．このため，SIでは水や氷を利用した温度とは別に，理論的に温度が最小となる場合の状態を0として熱力学的な温度（すなわち絶対温度）の単位を決めている．SIで温度はK（ケルビン）で表現される．

「水の3重点の熱力学的温度（摂氏0℃に相当する）の273.16分の1」

が1Kと定められている．これは理想気体の状態に基づいて作られた定義で，気体の圧力と温度，体積と温度が比例関係にあることを利用している．この定義で最低の温度は0Kとなり，物体内の原子や分子の熱運動はなくなるので，これ以下の温度は存在できない．温度差も同一の単位を用いる．温度を表す目盛りの間隔は摂氏の単位で用いた間隔をそのまま使っているので，1Kの温度差は1℃の温度差となる．したがって，温度を℃で表す場合

Tips

華氏（℉）

日本では一般に摂氏温度が使われ，気温などを℃で表現している．これに対し，アメリカでは日常的な温度の表現に華氏（℉）が使われている．海外のニュース番組などで，気温が80°などと表示されるのをみかけると，びっくりすることがある．

この単位は，オランダ人のファーレンハイトによって考えられたもので，当時作り出すことができた最低の温度を0とした．水，氷，塩化アンモニウムを混ぜると約－18℃の温度を作ることができる．これを0℉に決めて，水の融点（0℃）を32℉として温度の目盛りを作った．32にも意味があるように思える．$32 = 2^5$なので，半分の半分と5回繰り返すことで，目盛り線を引くことを念頭においたのかもしれない．℉の単位は℃よりも目盛りが細かくなっている．また，人の体温がほぼ100℉になるので，普段の生活では何かと都合がよいのでいまだに使っている国がある．

には，K の値に 273 を加えればよい．逆に 0 K は -273℃に相当する．

3 熱に関する基本的な物理量

1—比熱と熱容量

熱エネルギーを物体に加えると物体中の分子（原子）の熱運動が増大し，これが温度の上昇となる．このとき，物体全体の質量が大きくなれば，同じ量の熱エネルギーを与えてもエネルギーが作用する対象が大きくなるので，平均的なエネルギーは相対的に小さくなる．したがって，温度上昇も小さくなる．温度の変化には物体の質量だけでなく，物体を構成する分子や原子の性質も関係する．このため，加えた熱に対する温度の上昇は材質によって異なる．これは，熱エネルギーが与えられたとき，そのすべてが分子の振動（温度の上昇）に変換されるのではなく，分子内での振動や回転運動などの熱とは別のエネルギーに変わってしまうためである．すなわち，物質ごとに，与えた熱量に対する温度変化が等しくならないのは，物質を構成する分子や原子の構造の違いによって熱的なエネルギーが温度に変換される割合が異なるためである（**図 5-2 a**）．

ある物質の熱的な性質を考えるために，その物体の単位質量（1 kg）の温度を 1 K だけ変化させる（1 ℃の変化と同じ）のに必要な熱量 q [J] を求め，これを比熱（比熱容量）と定義している．

表 5-1 にいろいろな物質の比熱を示す．表には水を 1 とした場合の比率も示しておく．比熱を c とすると，定義から，

$$c = \frac{q\ [\mathrm{J}]}{1\ [\mathrm{kg}]\cdot 1\ [\mathrm{K}]} \qquad (5\text{-}2)$$

であり，単位は $\frac{\mathrm{J}}{\mathrm{kg}\cdot\mathrm{K}}$ となる．比熱は温度と熱エネルギーの変換比率を表していると考えてよい．

これを使って，ある物質の比熱を c として，質量 m の温度が ΔT だけ変

Tips　比熱とカロリー（cal）

かつては水の比熱を 1（1 g の水を 1℃上昇させる熱量を 1 cal とし，単位は cal/(g・℃)）として，いろいろな物質の比熱を水との比率で与えていた．現在の比熱は水との比較ではないので，厳密には比熱容量とよぶべきであろう．

図 5-2　熱エネルギーによる温度の上昇（b，c は類似した考え方で説明できる物理現象）

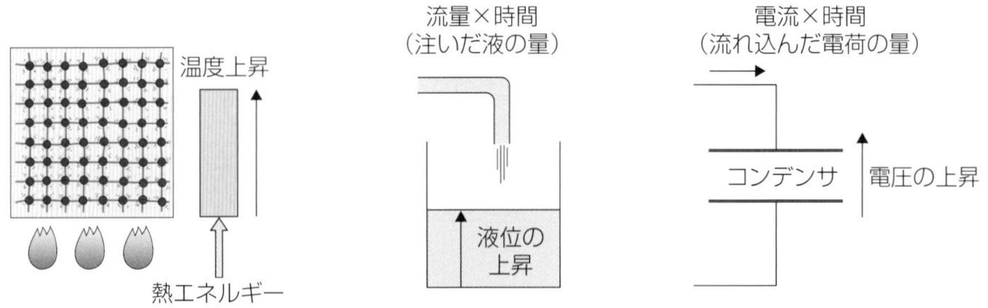

（a）熱エネルギーによる温度上昇
温度の上昇は比熱（あるいは熱容量）に反比例する

（b）液体の注入による液位の上昇
液位の上昇は容器の底面積に反比例する

（c）電荷の蓄積による電圧の上昇
電圧の上昇はコンデンサの容量に反比例する

表 5-1　いろいろな物質の比熱（0℃における値〈氷については－1℃〉）

物質名	比熱（$\times 10^3$）［J/（kg・K）］	水を 1 とした比率
水	4.2	1
氷	2.1	0.5
鉄	0.44	0.1
銅	0.38	0.09
アルミニウム	0.88	0.2
ガラス	0.4 ～ 0.8	0.1 ～ 0.2

注：比熱が小さい物質ほど熱による温度上昇が大きい．

化したときに移動した熱量 Q を，

$$Q = m \cdot c \cdot \Delta T \tag{5-3}$$

と計算することができる．

この定義を利用して，任意の質量の物体がどの程度の熱を抱えられるかがわかる．物体の質量を m，比熱を c として，1 K の温度上昇（温度変化）によって物体の抱える（変化した）熱量を熱容量という．熱容量 C は，

$$C = m \cdot c \left[\frac{\mathrm{J}}{\mathrm{K}}\right] \tag{5-4}$$

となる．これを式（5-3）に代入すれば，

$$Q = C \cdot \Delta T \tag{5-5}$$

物体に熱を加えれば，式（5-5）にしたがって熱容量に反比例して温度上昇が現れることがわかる．**図 5-2 b，c** に示したように，温度の上昇を別の物理現象で置き換えて考えると，水をタンクに入れれば，その底面積に反比例

して水位が上昇すること，あるいはコンデンサに電流を流せば，蓄えられた電荷に相当した電圧の上昇が生じることなどと同様に解釈することができる．

2—熱の伝導

温度が物体の平均的な熱エネルギーに対応するので，物体内部での熱の移動が熱エネルギーの密度の差，すなわち温度の差によって起こることは容易に理解できよう．温度が高い部分から低い部分へと熱が移動するのは，熱エネルギーの密度の高い方から低い方へ熱が移動したことと同じ意味になる．温度は物質内の分子や原子の熱的な運動に関係し，その運動が周辺の分子の運動へと影響し，運動の大きな部分から小さな部分へと波及していく（**図5-3 a**）．この結果，運動（すなわち温度）は物体全体に広がり，均一な運動状態になった時点（均一な温度）で平衡する．

熱の移動の速さは，物体自体の分子構造や分子（原子）間の結合状態によって異なる．金属では原子が比較的規則正しく配列しているので，熱的な振動が伝わりやすい．

熱伝導率は熱の伝わりやすさを定義したものである．ある物質でできた板の両面に温度差を与えたときの熱の移動量を考える．熱の移動が大きいほど熱伝導率が大きいことになる（**図5-3 b**）．

図5-3 b に示すように，板の両面の温度差を $T_1 - T_2$［K］，面積をそれぞれ S［m^2］とし，板の厚さを d［m］とする．このとき材質が均一であれば，板の中で温度の勾配（$T_1 - T_2)/d$ は一定になる．熱はこの温度勾配に比例して流れると考えてよい．単位時間あたりに板を流れる熱流 I［J/s = W］は，板の面積および温度差に比例し，板の厚さに反比例する．この関係

図5-3　熱の移動と熱伝導率の定義

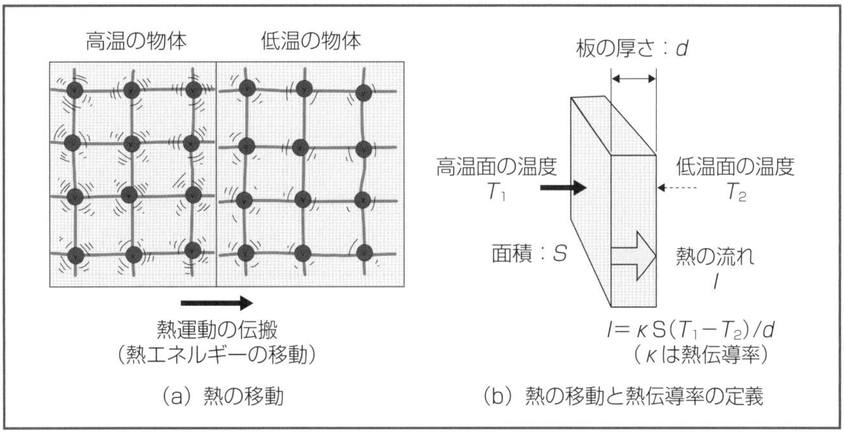

表 5-2　いろいろな物質の熱伝導率（常温〈室温〉における値）κ[W/(m・K)]

物質名	熱伝導率	物質名	熱伝導率	物質名	熱伝導率
金属				気体など	
金	316	水	0.6	毛布	0.04
銀	425	コンクリート	1 程度	空気	0.025
銅	403	ガラス	0.6 ~ 1	酸素	0.025
鉄	80	木材	0.15 程度	水素	0.19
鉛	36	アクリル	0.2 程度	ヘリウム	0.15
		ダイアモンド	1,000 ~ 2,000		

＊気体の熱伝導率は圧力にほとんど関係しない.

を式に表すと,

$$I = \frac{\kappa \cdot S \cdot (T_1 - T_2)}{d} \tag{5-6}$$

となる．このとき，比例係数となる κ のことを熱伝導率という．

熱伝導率 κ は式（5-6）から,

$$\kappa = \frac{I \cdot d}{S \cdot (T_1 - T_2)} \tag{5-7}$$

となるので，κ の単位は $\frac{\mathrm{W \cdot m}}{\mathrm{m^2 \cdot K}} = \frac{\mathrm{W}}{\mathrm{m \cdot K}}$ である．熱伝導率が 1 であるとき，材質（媒質）の垂直の方向に長さ 1 m につき 1 K の温度勾配のある 1 $\mathrm{m^2}$ の断面を通過して，1 秒あたり 1 J の熱量が伝導する．熱伝導率が大きい物質ほど熱の伝わりがよいことになる．

表 5-2 に代表的な物質の熱伝導率を示してあるので，物質による熱の伝わり方の違いを確認するとよい．医療に限らず，さまざまな道具や機器，センサでは，熱を速く伝えるほうがよい場合や逆に熱をできるだけ伝えないようにする（断熱）場合など，適切な材料を使い分けている．

3—対流と熱放射

1）対流

熱の移動は，直接的には物体同士が触れ合うことで，物体を構成する原子や分子の熱エネルギーが伝達することで行われる．しかし，現実にはこれ以外の方法による熱の移動も存在する．たとえば，空気が暖められて軽くなって上の方へ移動するなど，熱をもった物体それ自身が移動することで熱が移動することがある．このような熱の移動を対流という（**図 5-4**）．体表に近い部分での空気の移動や，調理の際の鍋の中でみられる熱の拡散などでは対流の効果が大きいので，この存在を無視しては熱の移動を説明できない．ま

図 5-4　空気の対流による熱の移動

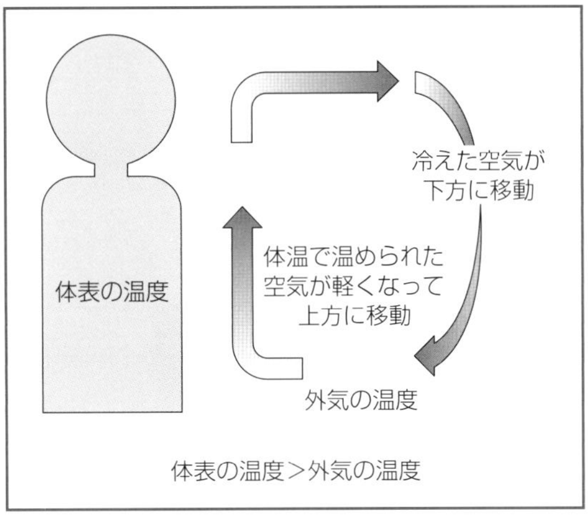

た，大気や海の水の移動など，気象に関係する自然界の熱の移動にも認められる現象である．

2）熱の放射

熱伝導では，物体が直接触れ合って熱が移動する．また，対流は熱をもった流体が温度差のある部分に移動して別の場所にある物体に触れてその部分に熱を伝える．これら両者はいずれも，熱の伝達は熱運動による振動現象の伝達によると考えてよい．したがって，熱の移動には熱を伝える物質の存在が必須である．

熱放射は，熱を運ぶ（あるいは伝える）物質の存在なしに熱が移動する現象である．これを理解するためには，熱と電磁波との物理的な関係を知る必要がある．ある温度状態にある物体は，その温度に依存した電磁波を放出している．たとえば，金属などを熱して高温になると赤く光ってみえることはしばしば経験する．ガスコンロに置いた金網が赤く光る現象である．このと

Tips　水と組織における熱移動の違い

料理で鍋の水を沸かすのに比べ，同じ量の肉や魚を焼く方が長い時間がかかることをよく経験する．肉の熱伝導率が水より小さいこともその理由の一つではあるが，その違いはそれほど大きくない．水の熱伝導率を 1 とすると，筋肉はおよそ 0.6 ～ 0.7，脂肪は 0.3 ～ 0.4 である．

肉を焼いたときの温度上昇が水に比べて非常に遅いのは，肉の構造に由来する．生体組織は細胞膜で包まれた小さな部分の集合体である．このような組織が熱せられると，熱は組織を次々と伝導する．組織液の熱伝導率は水と同程度に小さいので熱が伝わりにくい．肉の外側だけは焼けているのに，中が生のままであるのは，このような熱伝導の悪さによる現象である．

一方，鍋の水は温められると対流により表面に移動し，水の移動により速やかに熱が広がる．このため，熱は速やかに全体に行き渡り，全体的に温度の上昇が生じる．

図 5-5　放射による熱の移動

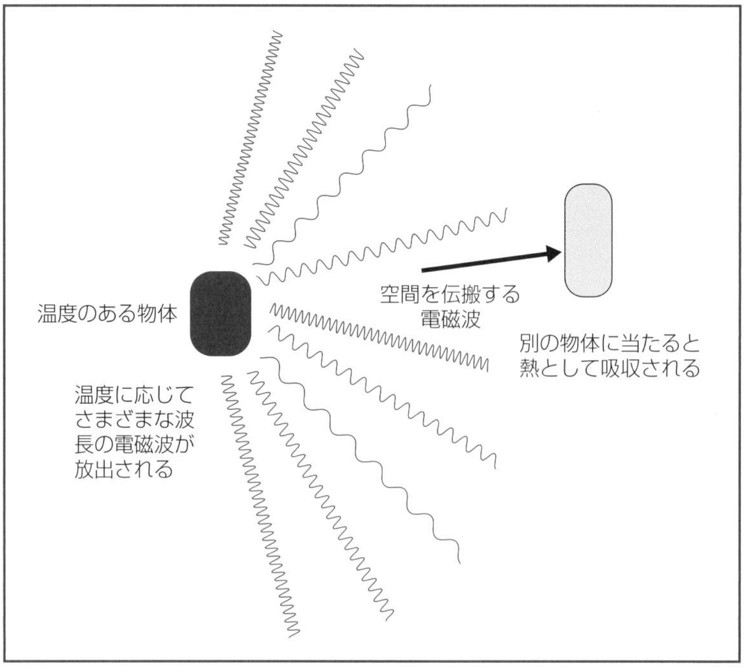

き，熱せられた金属は赤くみえる光（電磁波）を放出している．物体から放射される光の波長とエネルギーは物体の温度によって決まる．温度が低ければ放射光は長い波長の光がおもに放射されるが，温度が高くなるにつれてより短い波長の光が多く含まれてくる．**図 5-5** に示すように，電磁波は空間を伝搬するので，電磁波が別の物体に吸収されれば，その物体に電磁波のエネルギーが伝えられ，これが熱を伝えることで温度の上昇へとつながる．

ストーブから離れていても暖かく感じ，間に遮蔽物があると体が冷えてしまうのはこの効果による．日差しがあると暖かいのに，雲があると冷えた感じがするのも熱放射が遮られたことによる．この熱移動では，2 つの物体間に熱を媒介する物質がなくても熱の伝達が行われるので，仮にその間の空間が真空であったとしても熱は伝わる．地球は太陽から真空の空間を伝わってくる放射による熱を得ている．

熱放射のエネルギーは物体の温度に依存し，物体の絶対温度の 4 乗に比例する．この法則はシュテファンの実験とボルツマンの理論により，シュテファン・ボルツマンの法則として知られている．2 つの物体で温度が異なった場合には，物体間の熱はそれぞれの絶対温度の 4 乗の差に比例して，高温の物体から低温の物体へと移動する．

温度のある物質にはすべて熱放射が存在するので，長い波長の電磁波である赤外線の放射量だけに着目しても絶対温度の 4 乗に比例した赤外線放射量を観測できる．赤外線量を可視化すれば，対象となる物体の温度分布やその変化を画像として観察することができる．

医療分野で用いられるサーモグラフィは，体表面から放射される赤外線を検出して皮膚面の温度分布を画像化するものである．皮膚温は皮下の血流に大きく依存するので，おもに血流変化を伴う疾患や生体反応の計測に使われている．

4 身体の熱移動と体温調節

ヒトを含む恒温動物は，体温を適正なレベルに維持して身体活動を行っている．体という閉じられた環境の温度を一定に保つためには，体内での発熱と体外への熱放散を平衡させる必要がある．生体組織の熱伝導は非常に低い．このことは，身体活動で作られた熱により暖められた体温を外気に逃がさないことに有効に働く．しかし，体温を適正に維持するためには，余分な熱を伝導により体表に運ぶことは効率が悪いので不都合である．人の体では，体内で作られた熱のほとんどを血液によって体表面まで運んでいる．

人体が通常の活動レベルにあるとき，代謝量のもっとも多い骨格筋が最大の熱産生器官となり，これに次いで肝臓もさかんに熱を産出する．一方，熱の排出のほとんどは皮膚を介した熱の移動である．したがって，積極的に熱を捨てる必要がある場合には体内で作られた余分な熱を皮膚まで運び，さらにそこから外気へと移動させることになる．逆に，外気温度があまりに低くて熱放散を制限するためには，皮膚に熱を伝えなければよいことになる．

皮膚からの熱放散は物理的な現象であり，熱伝導，対流，放射（輻射）の熱移動に関する３つの現象と，皮膚面での汗の蒸発に伴って奪われる気化熱による．

生体組織から皮膚への熱の移動は，ほとんどが血流による熱の移動であり，組織細胞を介した直接的な熱伝導はあまり関与しない．これは生体を構成している物質（熱的にはほとんど水と等しい）の熱伝導度（率）がきわめて小さく，これだけでは代謝による余剰の熱を十分に移動できないためである．

Tips 血流による熱の移動

血流による組織からの熱移動について考えてみよう．図のように，ある組織［kg］の温度を T［℃］，密度を$\rho_{\mathrm{t}}\left[\frac{\mathrm{kg}}{\mathrm{m}^3}\right]$，比熱を $C_{\mathrm{t}}\left[\frac{\mathrm{J}}{\mathrm{kg}\cdot\mathrm{K}}\right]$ とし，組織における発熱量を単位時間，単位体積あたり $Q\left[\frac{\mathrm{J}}{\mathrm{s}\cdot\mathrm{m}^3}\right]$ あるいは $\left[\frac{\mathrm{W}}{\mathrm{m}^3}\right]$ とする．これは単位質量あたり $\frac{Q}{\rho_{\mathrm{t}}}$ の発熱量となる．また，この組織単位質量あたりを通過する血流量を $F\left[\frac{\mathrm{m}^3}{\mathrm{s}\cdot\mathrm{kg}}\right]$，血液の密度を$\rho_{\mathrm{b}}\left[\frac{\mathrm{kg}}{\mathrm{m}^3}\right]$，比熱を $C_{\mathrm{b}}\left[\frac{\mathrm{J}}{\mathrm{kg}\cdot\mathrm{K}}\right]$ とする．組織から外側へ直接伝わる熱伝導を熱伝導率 $\kappa\left[\frac{\mathrm{W}}{\mathrm{m}\cdot\mathrm{K}}\right]$ あるいは $\left[\frac{\mathrm{J}}{\mathrm{m}\cdot\mathrm{s}\cdot\mathrm{K}}\right]$ として熱の流れについて記述する．

熱伝導は温度の差に比例するので，組織の温度と周りの組織温度との差が一定とすれば熱伝導により運ばれる組織単位体積，単位時間あたりの熱量を Hとすると，組織単位質量あたり $\frac{H}{\rho_{\mathrm{t}}}$ と与えることができる．

血流による熱の輸送を考えてみよう．血液は温度 T_{b}で組織に入り，組織の温度 Tに平衡して流出するものとする．このとき，一定時間 tで組織を流れる血液（体積 V_{b}）は $T-T_{\mathrm{b}}$の温度差に相当する熱を運ぶことになる．一定時間 tの間に運ばれる熱量は，

運ばれる熱量＝ $V_{\mathrm{b}}\cdot\rho_{\mathrm{b}}\cdot C_{\mathrm{b}}\cdot(T-T_{\mathrm{b}})$

であり，血液量 Fは $F=\frac{V_{\mathrm{b}}}{t}$ なので，単位時間，組織単位質量あたりに運ばれる熱量は $F\cdot\rho_{\mathrm{b}}\cdot C_{\mathrm{b}}\cdot(T-T_{\mathrm{b}})$ となる．ここで，$\rho_{\mathrm{b}}\cdot C_{\mathrm{b}}$は単位体積あたりの熱容量を与えたことになる．熱の収支について考えると，組織の単位質量，単位時間あたりの熱量の変化は，温度の時間変化を $\frac{dT}{dt}$ とすると $C_{\mathrm{t}}\cdot\frac{dT}{dt}$ となる．熱を供給するのは発熱量 $\frac{Q}{\rho_{\mathrm{t}}}$ であり，熱を運び出すのは伝導による $\frac{H}{\rho_{\mathrm{t}}}$ と $F\cdot\rho_{\mathrm{b}}\cdot C_{\mathrm{b}}\cdot(T-T_{\mathrm{b}})$ である．熱収支は

$$C_{\mathrm{t}}\cdot\frac{dT}{dt}=\frac{Q}{\rho_{\mathrm{t}}}-\frac{H}{\rho_{\mathrm{t}}}-F\cdot\rho_{\mathrm{b}}\cdot C_{\mathrm{b}}\cdot(T-T_{\mathrm{b}})$$

あるいは両辺に組織の密度ρ_{t}をかけて，

$$\rho_{\mathrm{t}}\cdot C_{\mathrm{t}}\cdot\frac{dT}{dt}=Q-H-F\cdot\rho_{\mathrm{b}}\cdot\rho_{\mathrm{t}}\cdot C_{\mathrm{b}}\cdot(T-T_{\mathrm{b}})$$

と表すことができる．各項は単位時間，単位体積あたりの熱量変化であるので，それぞれの項の単位は，$\left[\frac{\mathrm{W}}{\mathrm{m}^3}\right]$ あるいは $\left[\frac{\mathrm{J}}{\mathrm{s}\cdot\mathrm{m}^3}\right]$ である．

血流による熱の移動と熱収支

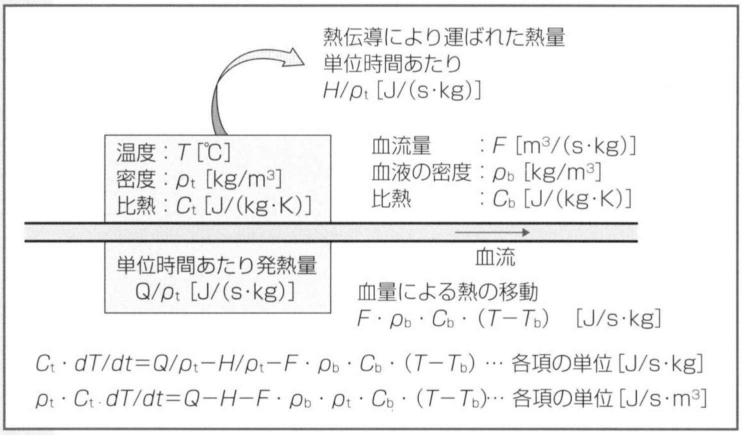

5 温度と相の変化

1—温度と相の変化

物質の状態は固体，液体，気体の３つに分けられる．どのような物質がどの状態で存在するかは物質の温度に依存する．このような物質の状態のことを相という．相は物質の構成要素の熱的な運動状態を反映したものであり，温度や圧力と関係している．同一の原子や分子でできている物質でも，温度によって容易に相変化が起こる．たとえば，水が氷になったり蒸発したりすることや，金属を高温に熱すると溶けるなどの現象である．

通常，低い温度で固体となる物質の温度を上げると液体になる．この相変化を融解という．液体の温度をさらに上げると液体から気体へと相が変化する．これを気化という．相の変化は，物体がある温度になったときに突然起こる現象ではなく，物質の一部で複数の相を同時にもつこともしばしばある．たとえば，０℃の氷（あるいは水）は固体である氷と液体である水とが内部に部分的に存在でき，さらに一部は蒸気となって外部に飛び出すこともできる．

水を放置するといつの間にか蒸発してしまうことはよく経験するだろう．通常，「水が沸騰して水蒸気となる」と教えられているが，実際には温度が低くても，水の表面では常に液体としての水分子の一部が水面から飛び出して蒸気となって出ていくことができる．この現象を蒸発という．

物質によっては，固体から直接気体へと相変化し，液体の相を示さないものもある．たとえば，大気圧の環境下では二酸化炭素は低温で固体（ドライアイスという）であるが，温度を高くすると気体の二酸化炭素に変化する．

このような相変化は，物体内部の温度によって原子や分子の結合状態が変化するために起こる．ここでは，日常的な相変化として水を例にとって説明する．

2—融解と凝固

固体は，物質の構成要素である原子や分子がほぼ決まった位置にあって，その位置が容易に変化しない．このとき，熱エネルギーによる分子（あるいは原子）の振動現象（温度）は原子相互の位置関係を乱すほどには大きくない．しかし，温度が上昇して分子の熱運動が大きくなり，決まった位置を維持できなくなると固体はその形状を維持できなくなる．このとき固体は融解

図 5-6　温度の違いによる水分子の構造（状態）

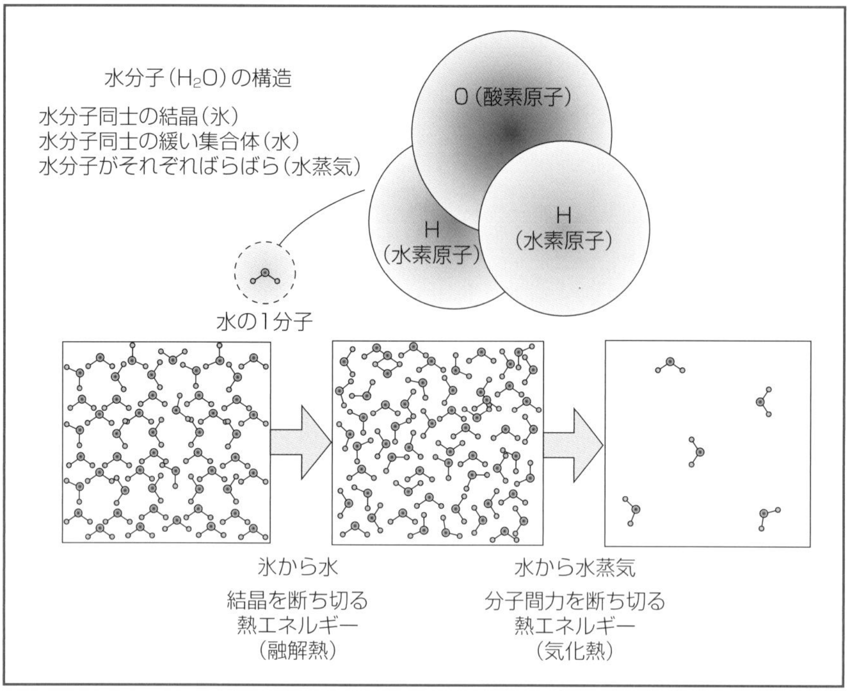

図 5-7　水のもつ 3 つの相（熱エネルギーと温度）

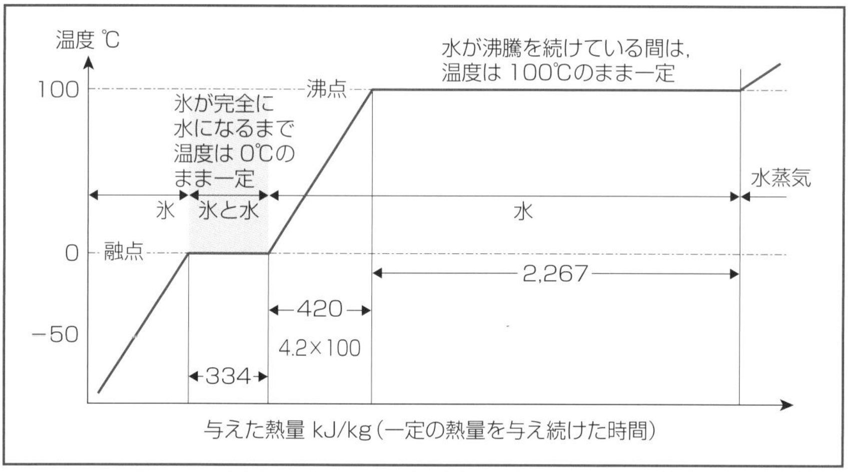

して液体となる．固体から液体への変化の過程では，分子の自由度が増すので物体の体積が増える．しかし，水は氷の状態で隙間の大きな結晶構造をとるので，水に変わるとかえって体積が小さくなる．このため，氷の比重は水より小さく，氷は水に浮かぶことになる（**図 5-6, 7**）．この相変化を吸熱反応といい，融解には熱の供給が必要である．氷が水へと変化する過程では，0 ℃の状態で 1 kg あたり 334 kJ の熱が使われる．これを融解熱という．融

解が進んでいる間は，熱エネルギーがすべて融解に使われるので，0℃を保ったまま温度は上昇しない．

凝固は逆の反応で，物質から運動エネルギーを奪うと，分子の自由な運動ができなくなり，分子間の引力によって決まった配置へと固定される現象である．

3—気化と液化

気化という現象は，液体の表面で起こる状態の変化である．液体は分子の運動が固体に比べ自由であり，流体中では分子レベルで物質の移動が起こりやすい．流体に力を作用させたときの分子の移動は流れとして観察される．

流体ではしばしば分子同士の衝突が起こり，運動エネルギーのやりとりをしている．液体の表面近くで，ある分子がエネルギーを受けて液面から飛び出すと気体分子となる．気体は分子間の距離が大きく，分子同士での相互作用があまり働かないので容易に液面から遠ざかってゆく．これを気化という．その際，気体分子に与えられた運動エネルギーが液体から奪われるので，気化によって液体の平均運動エネルギーは減少する．すなわち，液体の温度は下がることになる．発汗による身体の冷却効果は，体表面における汗の気化による冷却ということができる．

水を100℃まで熱すると，沸騰してさかんに水蒸気が発生する．この温度で水分子は激しく熱運動を起こし，分子同士の凝集力を断ち切られ，水分子は周囲の分子とは独立した自由な運動が可能となる．液体を加熱すると，ある一定温度以上になった液体内部で気体への相変化が起こる．沸騰とは，この現象を表す言葉である．このとき，液体中の気体は周囲の液体より高い圧力になっている．沸騰に必要な温度は，気体の圧力を十分に上げることのできる温度条件で決まる．大気圧（1気圧）の下で，100℃の水1 kgに2,267 kJの熱エネルギーを与えると，すべて100℃の気体（水蒸気）に変わる（**図5-6, 7**）．この熱のことを気化熱という．

液面に加わる圧力が高いと，沸騰させるにはより高い温度にする必要がある．高圧蒸気滅菌装置はこのような原理で，容器内の圧力を大気圧より1気圧程度高くして，大気圧では100℃である水の沸騰温度を120℃以上にして，滅菌効果を高めている．

液化は気化の逆の過程である．気体を冷却すると気体分子の運動エネルギーが減少し，液体へと状態を変える．あるいは気体分子が液体中に飛び込むとエネルギーを失って液体分子へと変わる．このような状態変化が液化である．液化は液体にエネルギーを与えることになるので，分子の移動以外の熱移動がなくても，液化が起これば温度は上昇する．

6 熱膨張

1—熱膨張とは

熱による分子や原子の振動的な運動は，温度の上昇として現れる．このとき同時に，分子や原子間の距離が少し変化する．振動運動と同時に分子や原子は互いに遠ざかる．このため，物体全体としての長さや体積は大きくなる．熱膨張とは，熱による大きさの変化のことで，温度の変化に対する長さや体積の変化率を熱膨張率という．

熱膨張は固体だけでなく，気体や液体でも同様に生じる．しかし，固体や液体では熱による膨張があっても，原子や分子間に働く力によって全体としての動きが制限されるので，膨張率はそれほど大きな値にはならない．これに対して気体は，熱エネルギーによる分子の自由な運動状態の変化が熱による膨張として現れるので，大きな容積変化率（気体の場合には膨張率とはいわない）が生ずる．

2—固体の熱膨張

固体の膨張率は，一般に**図 5-8** に示すような 1 次元の長さの変化率（線膨張率）で表す．太さを考慮することなく，長さ L の棒が温度の変化（ΔT）によって ΔL だけ伸びたとき，ある温度範囲で長さの変化が温度の変化に比

図 5-8　固体の熱膨張率

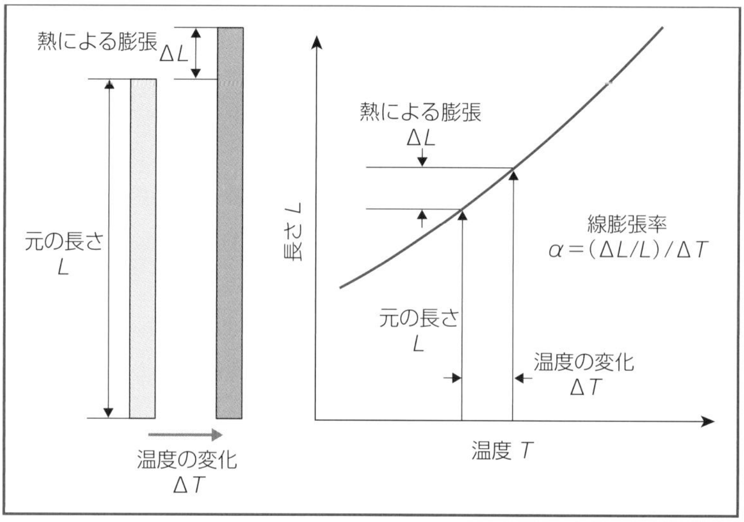

図 5-9　熱による体積膨張率

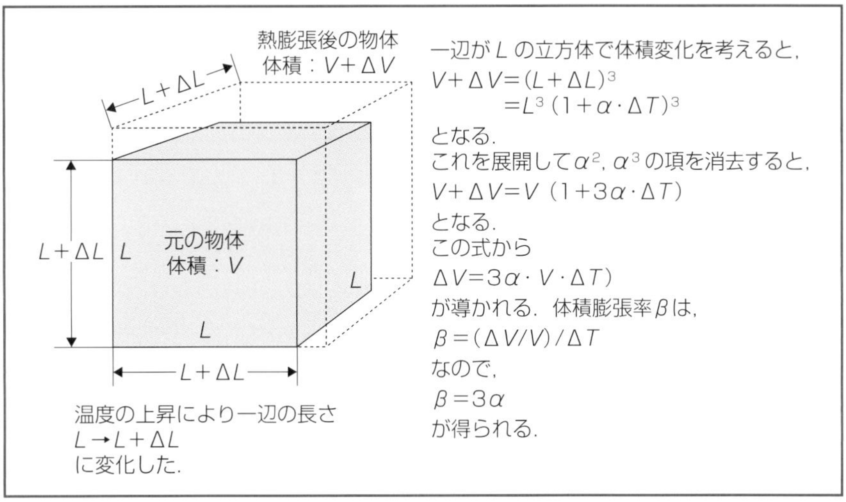

例すると考えると，線膨張率 α は，

$$\alpha = \frac{(\Delta L/L)}{\Delta T} \tag{5-8}$$

と定義できる．すなわち，α は温度が 1 K（1 ℃）変化したときの長さの変化率を意味する．すなわち，ΔT の温度上昇によって，物体の長さ $L + \Delta L$ は，

$$L + \Delta L = L\ (1 + \alpha \cdot \Delta T) \tag{5-9}$$

となる．

線膨張率は，温度の変化に対する長さ変化の割合である．温度の変化が K（ケルビン）の単位をもつので，線膨張率の単位は 1/K である．

等方性の物体では，同じ温度変化で縦，横，高さ方向が 3 次元的に変化する．したがって，**図 5-9** のような一辺が L の立方体で考えると，体積 V の変化は，

$$V + \Delta V = (L + \Delta L)^3 = L^3\ (1 + \alpha \cdot \Delta T)^3 \tag{5-10}$$

となる．$L^3 = V$ なので，式（5-8）より，

$$\begin{aligned} V + \Delta V &= V\ (1 + \alpha \cdot \Delta T)^3 \\ &= V\ (1 + 3\,\alpha\Delta T + 3\,\alpha^2\Delta T^2 + \alpha^3\Delta T^3) \end{aligned} \tag{5-11}$$

が成り立つ．

一般に膨張率は小さい（$\alpha\Delta T << 1$ とみなせる）ので，式（5-11）を展開して α の 2 乗および 3 乗の項を無視して書き直すと，

$$V + \Delta V = V\ (1 + 3\,\alpha \cdot \Delta T) \qquad (5\text{-}12)$$

となる．この式で，ΔT の係数となる $3\,\alpha$ は体積に関する膨張係数ということになる．これを体積膨張率 β とすると，$\beta = 3\,\alpha$ が成り立つ．

体積膨張率も温度の変化に対する割合であり，単位は $\frac{1}{\mathrm{K}}$ （$\frac{1}{℃}$ と同じ）である．

均質な金属は等方性とみなせるので，体積膨張率は線膨張率の 3 倍である．しかし，木材など，物体の構造に異方性がある場合には，線膨張係数が方向によって異なるので，同じ形状でも部材の木目の方向によって体積膨張率は変化する．

表 5-3 に，いろいろな物質の線膨張率（水については体積膨張率）を示

Tips 構造物の熱膨張

電車のレールを例に熱膨張の大きさを考えてみよう．標準的な長さのレール（1 本あたり 25 m）では，冬と夏の温度をそれぞれ 0 ℃，40℃とすると，長さは約 25 mm 変化する．レールのつなぎ目に隙間が空けてあるのは温度による長さ変化を吸収するためで，この上を車輪が通過するたびにゴトンゴトンと音がする．新幹線などでは，つなぎ目の振動を軽減するために，ロングレールという長尺のレールを使っている．このレールは長さが 1 km もあるので，温度による長さの変化は 48 cm にも達する．このため，つなぎ目も単に隙間を空けるのではなく，長さの変化を逃がすような方法をとっている（図参照）．温度の変化を考えなくてよい場合には，レールは 1 本につないであっても問題はない．たとえば，青函トンネル内のように温度変化が少ない所では，1 本あたり 50 km にもなるロングレールが使われている．

構造物の熱膨張

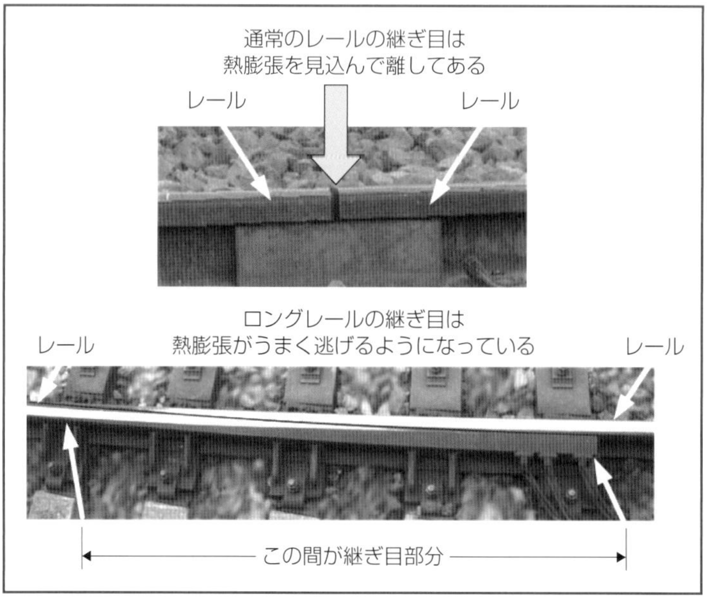

してある．この表から，さまざまな構造物に対する温度の影響を計算することができる．巨大な構造物では，気温の変化による熱膨張を考慮した設計が必須となる．高さが 100 m をこえるような高層ビルの鉄骨は，夏と冬の温度差で熱膨張による長さの変化が無視できないほど大きい．このため，あら

表 5-3　いろいろな物質の熱膨張率（常温〈室温〉における値）α [1/K]

物質名	線膨張率 ($\times 10^{-6}$)	物質名	線膨張率 ($\times 10^{-6}$)	物質名	体積膨張率 ($\times 10^{-3}$)
金属				液体	
金	14.2	ガラス（平均）	8 ～ 10	水	0.21
銀	18.9	ガラス(パイレックス)	2.8	水銀	0.18
銅	16.5	氷（0℃）	52.7	エチルアルコール	1.08
鉄	11.8	ポリエチレン	100 ～ 200		
鉛	28.9	木材（繊維に平行）	3 ～ 6		
アルミニウム	23.1	木材（繊維に垂直）	35 ～ 60		

＊固体の体積膨張率は線膨張率の 3 倍.

Tips バイメタル

線膨張率の異なる金属を 2 枚貼り合わせて板を作ると，温度の上昇により，膨張率の大きな金属側が反対側よりもよく伸びるので板が曲がる．このように，複数の金属を貼り合わせた板のことをバイメタルとよぶ．温度の上昇による板の曲がりをスイッチとして利用すると，温度変化に対応して回路を動作させることができる．たとえば，このスイッチを使って設定した温度に達したらヒータを遮断し，温度が下がるとふたたびスイッチが入るように装置を設計すれば，温度を一定に保つ装置を作ることができる（図参照）.

バイメタル

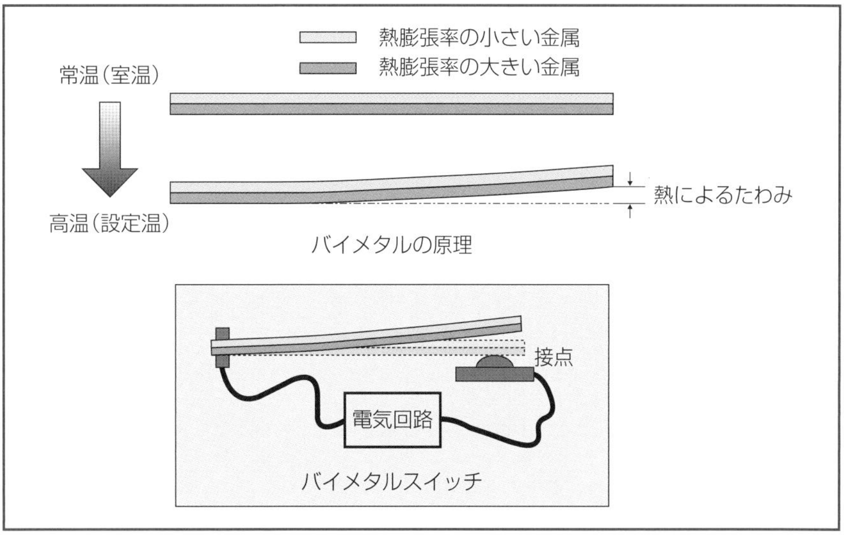

かじめ熱による寸法の変化を考慮した設計をしておく必要がある．大きな構造物でなくても，金属のフレームにガラスが入った窓などでは，物質による熱膨張の違いが応力を発生させるので，ひずみや強度に対する配慮が必要となる．

3─気体の熱膨張と圧力変化

1）熱と気体の分子運動

容器が気体で満たされているとき，気体の分子は熱による運動を行っている．気体の熱運動は気体を構成する分子がある点で振動するのではなく，分子が空間内を自由に飛び回る運動である．運動のエネルギーは温度に依存するので，気体の温度が均一であれば，容器内のどの部分でも気体分子は等しい運動エネルギーをもっていると考えてもよい．実際には個々の分子の運動状態にはばらつきがあるが，平均的な運動状態を均一なものとして考える．

このとき，温度はエネルギーと直接置き換えて考えることができるので，いろいろな種類の分子が混在した気体であっても，一つ一つの分子の運動エネルギーは均一とみなすことができる．たとえば，空気のように酸素と窒素が1：4の割合で混ざっている場合でも，合計した分子の数とそれぞれの分子の熱的な運動エネルギーの積は全体の熱エネルギーとなり，分子の種類（質量の違い）を考慮する必要はない．質量の小さな分子は運動速度が速く，逆に質量の大きな分子は運動速度が遅くなって，個々の分子のエネルギーは平均的に等しくなっている．

図 5-10 に示すように，熱運動を行っている分子は自由に動くことができ，温度に依存したエネルギー状態をもっている．このとき，ある分子が容器の壁にぶつかると壁を押す力が作用する．気体分子は完全弾性体と考えることができるので，運動のエネルギーはすべて壁を押す力として作用する．容器内には無数の分子が存在すると考えてよいので（1 mol の物質は 6.0×10^{23} 個の原子あるいは分子をもつ），壁への衝突は面のどこでも均一で定常的に続いていると考えることができる．1つの分子により壁に与えられる力はきわめて小さいが，多くの分子が存在すれば全体としての力は数に比例して大きくなる．また，それぞれの分子の運動の方向は自由であるので，気体を封入した容器内のどの部分でも等しい力が作用する．このため，壁には均一な力が作用することになる．

単位面積あたりに壁に作用する力は圧力である．ある力 F が面積 S の壁に垂直に作用したとき，圧力 P は，

図 5-10　気体の熱運動と圧力

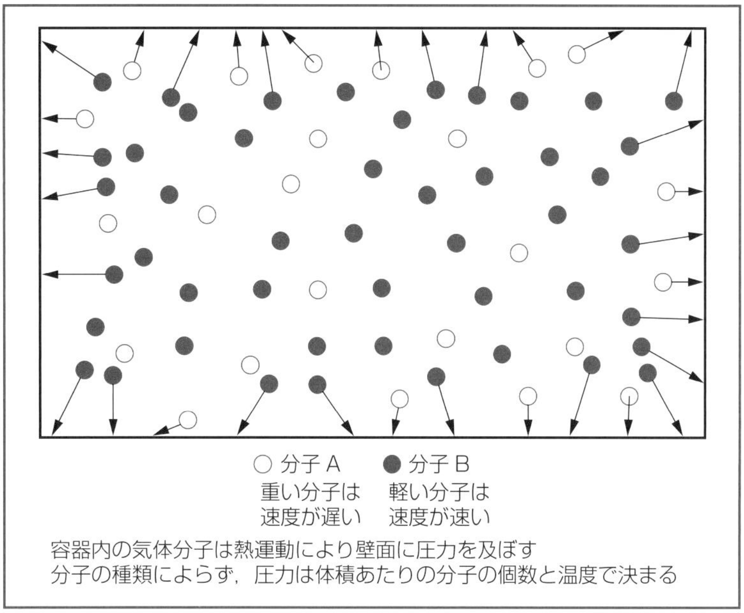

$$P = \frac{F}{S} \tag{5-13}$$

で表される．このように，容器の体積が一定であれば，温度の上昇による分子の運動が増大するので容器内の圧力は上昇する．

この関係は気体分子の種類には依存しないので，数種類の気体が混合しているときの全体としての圧力は，それぞれの気体が単独にあるときの圧力（これを分圧という）の和に等しい．この法則をダルトンの分圧の法則という．

2）気体の状態方程式

温度の上昇と熱による運動エネルギーの上昇は比例するので，熱による運動のない状態を温度 0 K とすれば，K で表した温度 T と圧力は比例（$P = k_1 \cdot T$）する．ただし，k_1 は比例定数である．

容器内の気体分子数に相当する数を n（1 mol 中に 6.0×10^{23} 個）として，これが変わらなければ，全体の体積 V と単位体積あたりの分子の数（n/V）は反比例する．この関係を説明するために，容器内のある 1 つの分子に着目してその運動を考えてみよう．この分子がある時間内に容器の壁にぶつかる頻度は，気体分子の密度に比例する．密度は体積に反比例するので，衝突頻度も体積に反比例することになる．温度が変わらない状態では，運動速度が一定（壁にぶつかると方向が変わるので，厳密には速度ではなく速さが一定）なので，衝突頻度に比例したエネルギーが壁に作用し，結果として圧力は体積に反比例することになる．

圧力 P は壁にぶつかる分子の数（単位体積あたりの分子数 n/V に比例）と運動エネルギーの積に比例する．すなわち，温度変化がない状態では，比例係数 k_2 を与えて，

$$P=\left(\frac{n}{V}\right)\cdot k_2 \qquad \text{あるいは} \qquad P\cdot V=n\cdot k_2\ (\text{一定}) \tag{5-14}$$

となる．

P は分子の平均的な運動エネルギーである温度に比例（比例係数 k_3）するので，温度を T [K] とすると，

$$P\cdot V=k_2\cdot k_3\cdot n\cdot T=k\cdot n\cdot T \tag{5-15}$$

となる．ただし，$k=k_2\cdot k_3$ である．

このときの k は気体の種類によらず，理想気体（あまり濃くなく，容易に液化しない気体）では気体定数 R として定義されている．気体定数 R は

$$R=8.317 \quad \left[\frac{\mathrm{J}}{\mathrm{K}\cdot\mathrm{mol}}\right]$$

である．R を使って表される

$$P\cdot V=n\cdot R\cdot T \tag{5-16}$$

の式を気体の状態方程式という．気体の圧力と体積の関係をボイルの法則，体積と温度の関係をシャルルの法則という．

ボイルの法則を式で表せば，温度が一定の状態では，

$$P\cdot V=\text{一定} \tag{5-17}$$

が成り立ち，圧力が一定の状態でシャルルの法則を式にすると，

$$\frac{V}{T}=\text{一定} \tag{5-18}$$

の関係になる．両者を合わせて，

$$P\cdot\frac{V}{T}=\text{一定} \tag{5-19}$$

と表現することもできる．気体の状態方程式は上記を包含した式である．

気体の状態方程式は理想的な気体（希薄な気体）で成立する．医療で用いる気体の密度は比較的高いので，近似的にこの方程式を適用する．0 ℃ (273 K) のときの気体の体積を V_0 とすると，温度の上昇に伴う体積変化を容易に計算できる．すなわち，圧力が一定のときに気体の容積 V は温度 T

に比例するので，温度が0℃のときの体積を V_0 とすると，温度が1K（1℃）上昇するごとに，体積は $\frac{V_0}{273}$ ずつ増えることになる．したがって，温度が0℃から273℃まで上昇すると，0℃ = 273Kなので温度は273 + 273 = 546Kまで変化したことになり，はじめの T の2倍になる．このとき圧力

Tips 浸透圧と気体の状態方程式

浸透圧を求める式は，気体の状態方程式と同じ形になっている．まったく異なる物理現象が同じ式で表されるのはそれなりの理由がある．

溶媒に物質を溶かし込んだ場合，溶けた物質（溶質）が薄ければ，溶媒のなかで分子（あるいはイオン）は熱的な運動をしている．この運動は気体と同様に圧力を作り出す．溶液内では溶質が作り出す圧力は元の液体（溶媒）のもつ圧力に加算される．液体における圧力は，液体自身の重さが壁に作用するので，液面からの深さに依存するが，溶質分子の熱運動による圧力は溶液内のどこでも一定とみなせる．浸透圧とは，溶液内での溶質の熱運動に伴う圧力のことである．

浸透圧を P とすると，浸透圧は $P \cdot V = N \cdot R \cdot T$ の式にしたがう．R は気体定数と同じである．溶液の濃度 C を n/V で表現すれば $P = C \cdot R \cdot T$ と表すことができる．一般には体積1Lあたりの溶質の濃度をモル濃度で表し，この濃度が浸透圧に比例するので浸透圧それ自体をOsmol（実際にはモル濃度）で表現することも多い．ただし，浸透圧として作用する溶質の数は，溶ける前の物質の数とは異なることもあるので注意が必要である．実際の溶質が水に溶けたとき，イオンとして複数の物質に分かれてしまえば，計算に使う物質数もこの比率によって増加するので，どのような状態で溶液が存在するかを考えておかなくてはならない．

図のように，溶液の入った容器を膜で仕切ると，膜にあけられた孔のサイズに依存して，小さな分子は通過し，大きな分子は通過できなくなる．溶媒は通過できるが特定の溶質を通すことのできない膜を半透膜という．仕切られた溶媒の一方に溶質を溶かすと，溶けた物質が存在する側だけ熱運動による圧力分（浸透圧）に相当して液面が上昇する．この過程で経過を観察すると，溶媒が物質を溶かした溶液のほうへ移動していることがわかる．浸透圧は溶液の濃度に比例するので，半透膜で溶媒が濃度の低いほうから高いほうへと移動することがわかる．

半透膜を利用して確認できる浸透圧

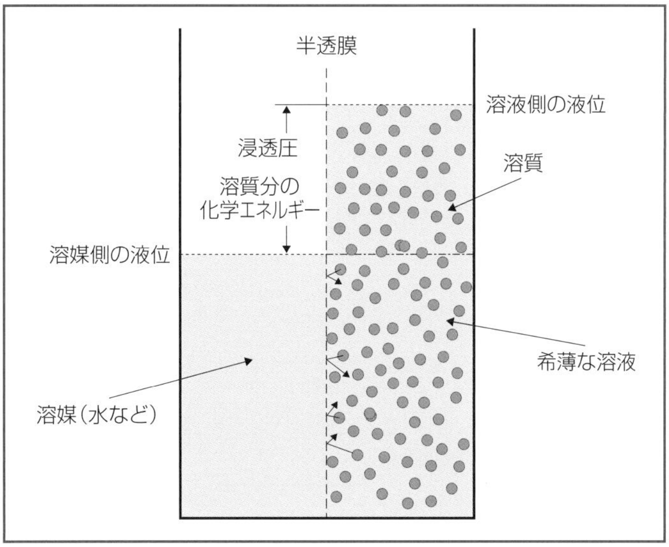

が変わらなければ体積も 2 倍になる．

0 ℃，1 気圧（標準状態という）のとき，1 mol の気体の体積は気体の種類によらず 22.4 L である．

7 熱と仕事

熱は仕事に変換できるエネルギーである．たとえば，空気の入ったピストンを熱して中の空気を膨張させればピストンを動かすことができる．この体積変化によるピストンの移動を機械的に利用すれば，外部に対して仕事をすることができる．これとは逆に，たとえば水を機械的に激しくかき混ぜると，その運動によって水が摩擦し水温が上昇する．物理学的な表現をすれば，機械的な仕事（運動）が熱に変換されたと考えることができる．

運動とエネルギーの関係については第 1 章で説明した．ここでは，熱機関によくみられる温度の変化による圧力と体積の変化がどのようにエネルギーに変換できるかを簡単に説明する．

図 5-11 のように，内部が圧力 P の気体で満たされた断面積 A，長さ L の円筒のシリンダ（体積 $V = A \cdot L$）を考える．内部の気体は理想気体で，気体の状態方程式（ボイル・シャルルの式）にしたがうものとする．このと

図 5-11　温度の変化による気体の体積変化の作り出す仕事

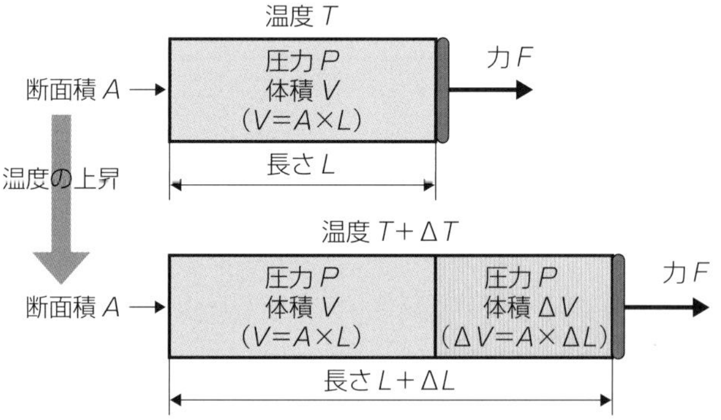

ピストンの力 F は断面積 A と圧力 P の積に等しい．
シリンダーの容積変化 ΔV は移動距離 ΔL に置き換えると，
$\Delta L = \Delta V / A$
となる．温度変化による圧力と体積変化の積（$P \cdot \Delta V$）は
$P \cdot \Delta V = P \cdot A \cdot \Delta L = F \cdot \Delta L$
なので，
圧力 × 体積変化＝仕事（力 × 距離）
に変換される．

き，シリンダ内の圧力を一定に保ちながら，気体の温度を初期の温度 T から ΔT だけ上昇させる．圧力が一定であれば，この温度変化に比例した容積変化 ΔV が生ずる．

このシリンダ内の容積変化をピストンの移動として外部に取り出すと，温度上昇による体積の変化はピストンの端においた物体に作用する仕事となる．ピストンには，断面積と圧力の積（$A \cdot P$）で表される力 F が作用する．ピストンは ΔL（$= \Delta V/A$）だけ移動するので，圧力と体積変化の積 $P \cdot \Delta V$ は，

$$P \cdot \Delta V = P \cdot A \cdot \Delta L = F \cdot \Delta L \qquad (5\text{-}20)$$

と表される．式（5-20）の変換は，シリンダの容積変化がピストンの仕事に変換されることを示している．すなわち，式（5-20）は圧力と容積変化の積が力と距離の積に等しいことを表し，力の作用によって移動した物体は $F \cdot \Delta L$ の仕事（エネルギー変化）が与えられたことになる．

このように，熱による気体の体積変化は仕事に変換でき，これがエネルギーの変換によるものであるとわかる．同じ温度変化を与えてもピストンが動かない場合（体積を一定に保って圧力を上昇させる場合）には仕事はなされない．力の増加はあっても距離の変化はないからである．

8 熱力学の法則

1—熱力学の第一法則

熱はエネルギーの一つの形態であると考えてよいので，熱に対してもエネルギーの保存則が成立する．熱に関するエネルギー保存則を熱力学の第一法則とよぶ．すなわち，熱がどのようなエネルギーに変換されても，全体のエネルギーは不変である．言い換えれば，「ある物体（系）に熱が加えられたとき，熱はこれに置き換わる等しい量の別のエネルギーに変換される」ことになる．

エネルギーを与えるためには，それと等しいエネルギーを物体に受け渡すこととなる．このとき，受け渡す側は同じ量のエネルギーを失う．物体が高いところから地上に落ちたとき，その物体は位置のエネルギーを失う．落下の最中には位置のエネルギーは運動エネルギーに変換されている．物体が地上で停止したとき，エネルギーはどうなったのであろうか．エネルギーは決

図 5-12　物体に加えた熱と外部への仕事

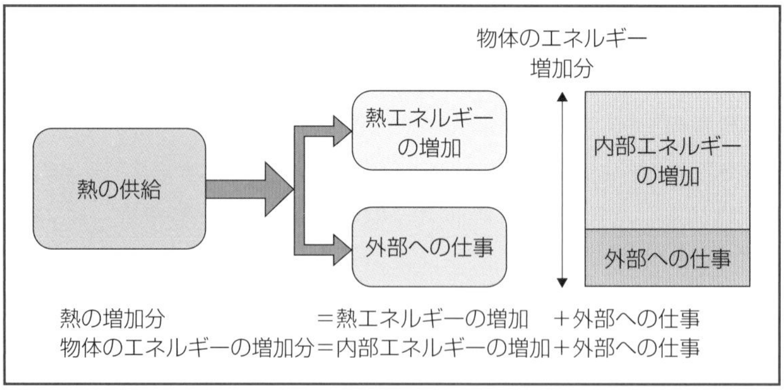

して失われてはいない．落下時の地面の振動や音，熱に変わってエネルギーが拡散してしまっただけである．それらをすべて含む系を考えれば，エネルギーの総量は変わらない．

エネルギーは何もないところから生み出されることはなく，消えてしまうこともない．エネルギーが形を変えても，その総量は変化しない．このことをエネルギー保存則という．宇宙の始まりから現在に至るまで，その総量は一定である．エネルギーとはそのような量として定義された概念である．

エネルギーの変化は仕事として取り出すことができるが，熱による温度上昇によるエネルギーの変化がかならずしも仕事に変わらないこともある．たとえば，前述したように，容積変化のない密閉した容器内で気体を熱した場合がこれに相当する．この場合，加えられた熱は仕事に変換されるのではなく，物体自身に蓄えられた熱エネルギーの増加として存在すると考える．エネルギーが系の外に移動したときにこれを外部になす仕事という．したがって，熱を加えられた物体では，

物体に加えられた熱＝物体内部の熱エネルギーの増加＋外部への仕事　(5-21)

の関係式が成立し，全体のエネルギーが保存されることに変わりはない．**図 5-12** に考え方を模擬的に示した．

このときの物体内部の熱エネルギーのことを内部エネルギーともいう．系の内部での保存則を考える場合には，系の外側との熱の出入りをなくして系全体の熱の増加を 0 とする．このような状態を断熱変化（断熱過程）という．この場合は，

物体内部の熱エネルギーの減少＝外部仕事　(5-22)

と表され，物体の内部エネルギーの変化がそのまま外部仕事となる．

熱エネルギーも仕事も単位はＪであり，熱エネルギーを力学的に利用するときの仕事量は，式（5-21），式（5-22）を利用して計算することができる．

2—熱力学の第二法則

熱現象では，他の物理現象ではあまり考慮しないエネルギー移動の方向性が強く現れる．自然な状態にある物体間での熱の移動は，温度の高いほうから低いほうにしか生じない．熱の移動により低温の物体の温度が上昇すれば，2つの物体の温度は平衡することになる．エネルギーの保存則は，温度の違う物体を接触させたときの熱移動の方向性については何も示していない．しかし，熱現象に関する経験から，何らのエネルギーも与えずに自然に熱が冷たいほうから熱いほうへ移動しないことは明らかである．この事実を取り込んで，熱的現象の一方向性が，熱力学の基本原理として採用されている．

熱力学の第二法則は「他に何らの変化を残すことなく，熱を低温の物体から高温の物体に移動することはできない」と表現されている．第二法則は第一法則と比べると，式の形をとらないので理論的でない表現になっている印象を与える．しかし，熱力学の第二法則は非常に重要な法則であり，絶対的な自然現象の一つとしてエネルギーの供給なしに働く機関（機械）が存在できないことを示している．同時に，熱機関の効率限界を与える根拠ともなっている．現在では，第一法則であるエネルギー保存則と対になる物理学の基本法則となっている．熱力学的な絶対温度の存在もこの法則から導かれ，これに関連して，エントロピーというエネルギーの移動に関する状態量が定義されている．

理論的な運動法則と実際の物体運動との違いの多くは，この熱力学的な法則に由来する熱（エネルギー）の一方向的な損失による．たとえば，力を加えて摩擦のある板の上で物体を動かした場合，物体の動きに応じて発生する摩擦熱は周りに拡散してしまい，この熱を新たなエネルギーとして利用することはむずかしい．

9 熱機関とエントロピー

1—カルノーサイクル

熱を仕事に変換するとき，無効となるエネルギーをまったくなくすことが

図 5-13　カルノー機関の動作とエネルギーの移動

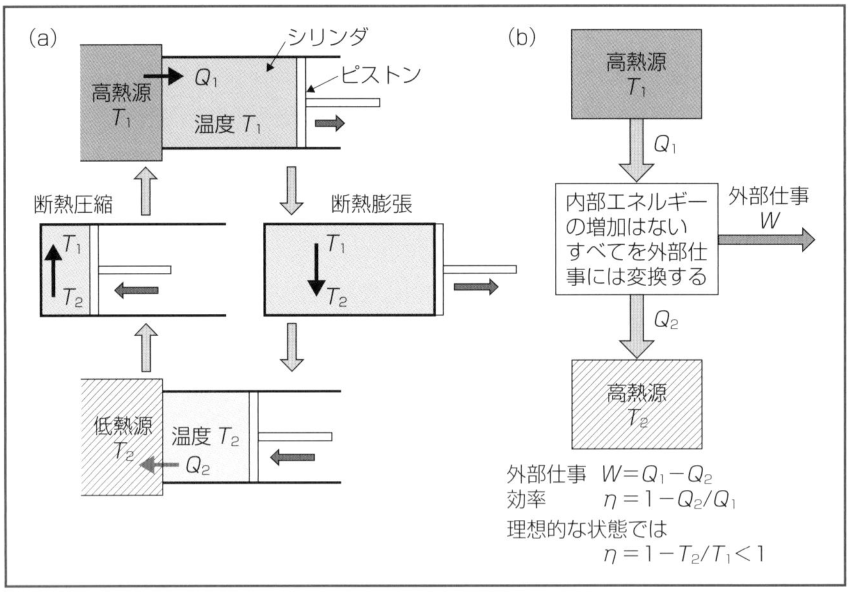

できれば，これが熱力学的な観点からもっとも効率のよい熱機関となる．カルノーは，熱力学的に理想的となる熱機関として**図 5-13 a** のような装置を提案した．図に示すように，熱エネルギーを獲得するために高温の熱源と低温の熱源を用意する．仕事は温度による容積変化を与えるシリンダと容積変化を取り出すピストンにより行い，シリンダには熱源からの熱が損失なしに供給されるものとする．図に示したもの以外の要素については理想的な断熱体と考え，熱の移動はまったくないものとする．この図を利用して，この熱機関の仕事について考える．

いま，ある圧力の気体で内部を満たしたシリンダを高熱源（温度 T_1）に接触させる．シリンダ内の温度を T_1 のまま一定に保ってピストンを移動させると，シリンダ内の気体は熱源から容積変化に対応した熱 Q_1 を吸収する．この過程では，体積の増加分と内圧の積だけ外部に仕事をすることになる．

次に，シリンダを高熱源から離して気体を膨張させると，断熱状態では気体の膨張により温度が低下する（膨張による外部仕事の分だけ，内部エネルギーが低下したことに等しい）．この状態でシリンダの温度が低熱源の温度 T_2 まで下がったときにシリンダを低熱源（温度 T_2）に接触させる．このとき，ピストンを押して気体を圧縮すると，気体の圧縮により上昇しようとするシリンダ内の温度は低熱源に熱 Q_2 を放出して T_2 に保たれる．

そのうえで，シリンダを断熱状態にして気体の圧縮を続け，ふたたび温度を T_1 まで上昇させる．はじめのサイクルに戻ってシリンダをふたたび高熱源に接触させる．これではじめの状態に戻る．カルノー機関はこのサイクルを繰り返す熱機関である．

これをカルノーサイクルといい，

①高熱源から熱エネルギー Q_1 を吸収する．

②熱エネルギーの一部を仕事 W に変換する．

③エネルギーの残り Q_2 を低熱源に放出する．

から成り立っている．

カルノーサイクルは熱の吸収，仕事，熱の放出以外にまったく熱的な損失のない，理想的な熱機関である．したがって，理論的な熱の利用効率が最大であり，この機関より効率の高い熱機関は存在できない．カルノーサイクルでは**図 5-13 b** に示すように，

$$W = Q_1 - Q_2 \tag{5-23}$$

が成立する．機関の効率 η は吸収した熱エネルギー Q_1 に対する仕事 W で示されるので，

$$\begin{aligned}\eta &= \frac{W}{Q_1} = \frac{Q_1 - Q_2}{Q_1} \\ &= 1 - \frac{Q_2}{Q_1}\end{aligned} \tag{5-24}$$

となる．理想的な状態では $\dfrac{Q_2}{Q_1}$ は熱源の温度比 $\dfrac{T_2}{T_1}$ となる．ただし，温度の単位は K（熱力学的温度）である．

式（5-24）から明らかなように，効率を高くするためには高熱源と低熱源の温度差を大きくし，さらに低熱源の温度をできるだけ低くする必要がある．このとき，T_2 を 0 にすれば効率を最大（$\eta = 1$）にすることができる．

$T_2 = 0$ とは，低熱源に放出する熱エネルギーが 0 のことを意味するので，熱をまったく捨てないことになる．この温度は移動できる熱エネルギーをもたない状態，すなわち熱力学的な絶対 0 である．物質を構成する原子や分子が熱的な運動エネルギーをもたない，実際には存在できない極限状態の温度である．

いろいろなエンジンなどを考えても，高い温度で働かせる（高熱源を得る）ことはできても，熱を逃がすための低熱源は必要であり，低熱源の温度は環境温度に近いことが多い．また，熱機関を完全に断熱状態に保つことがむずかしいので，周囲への熱移動（損失）も避けることができない．このような理由で，どのような熱機関（エネルギーの移動を伴うすべての装置）を設計しても効率の限界がある．たとえば，ガソリンエンジンの効率は 20% 程度が限界で，燃料電池を使ったエンジンでも 40%程度で，どんなにがん

ばっても理論的な理由で100%の効率は望めない．

2—エントロピーとは

温度を T（単位はK）で表現すると，理想的なエネルギー変換では高熱源から供給される熱エネルギーと低熱源に捨てられる熱エネルギーの比，$\frac{Q_2}{Q_1}$ は $\frac{T_2}{T_1}$ である．これは，物体の熱エネルギーがすべて温度の変化として働いている状態である．このことは，理想状態ではエネルギー変換前後で $\frac{Q_2}{T_2} = \frac{Q_1}{T_1}$ が保たれていることを意味する．いま，温度が T の物体（系）に，熱エネルギー ΔQ を加えたとき，

$$\frac{\Delta Q}{T} = \Delta S \quad \text{または} \quad \Delta Q = T \cdot \Delta S \tag{5-25}$$

を定義する．S は「変換」という語源をもつエントロピーといわれる量であり，ΔS はエントロピーの変化を表す．

エントロピーは直感的な量ではないが，物体自体に内在する状態量を表す物理量である．エントロピーの概念は当初，熱力学的な概念として作られたもので，熱が仕事に変換される際に補償されない量として定義された．たとえば，温度を一定に保つために熱エネルギーを加える必要がない状態（$\Delta Q = 0$：完全に断熱された状態）ではエントロピーは変化しない（$\Delta S = 0$）．これは，温度 T の系で熱エネルギーの拡散がないことを意味している．す

Tips エントロピーという概念の情報理論への応用

エントロピーはエネルギーの拡散の表現形である．ある系のエネルギー状態が拡散してしまうことをエントロピーが増大したと表現する．熱の存在状態を「ある広がり（無秩序さ）をもったエネルギー状態」と考えると理解しやすいかもしれない．エネルギーを「整然とした」とか「無秩序な」などで表現するのは科学的でないようにみえるが，力学的な仕事に置き換えやすいエネルギーを“整然としたエネルギー”，役立てられないエネルギーを“無秩序なエネルギー”と表現する，としていることになる．自然界では状態の推移が，確率的に整然から乱雑の方向へ動くようにできている．すなわち，外部から何らのエネルギーを供給することなく状態が秩序を回復することはなく，エントロピーは増大する方向に推移する．

このように物理学では，エントロピーを物質やエネルギーの無秩序の度合いとして使う．情報科学の分野では，このエントロピー概念を拡大して「事象の不確定の度合い」として扱う．ある情報がまったく不確かであるとき，エントロピーは最大（1：無秩序あるいはでたらめ）であるとし，曖昧さが減少すれば，その情報の「情報量」が増える（すなわちエントロピーが減少する）と考える．情報が完全に確定できるとき，その情報エントロピーは0となる．

このように考えると，情報のやりとりにも関係するエネルギーも新たに定義できるので，エネルギー保存則には情報（計測や伝達，消去）までもが含まれることになる．

なわち，熱エネルギー ΔQ を与えることによって，物体内部で熱エネルギーの拡散が起こればエントロピー変化 ΔS が生じ，エントロピー S は増加する．このように，物理学上のエネルギーが自由に移動できる状態ではエントロピーはかならず増大する．この結果，仕事に変換できるエネルギーは減少する．

熱力学の第二法則は，エントロピー増大の方向性について述べていることと等価である．機械の摩擦などで熱として変換されたエネルギーは，系のエントロピー増大に働き，有効なエネルギーとしてこれを回収することはできない．

章末 exercise（解答は p.182）

問題 1

同じ熱を加えたとき，温度の上がり方が物質によって違うのはなぜか．

問題 2

空気の対流は無重力状態でも起こるか．

問題 3

真空容器内におかれた物体から容器の外への熱伝導は起こるか．

問題 4

50℃の水 10 kg に 20℃の水を加えて水温を 40℃とした．加えた 20℃の水の質量［kg］はどれか．

問題 5

0℃，1 g の水に毎秒 700 J（700 W）の熱エネルギーを加えたとき，水の温度が 100℃になるまでにかかる時間はおよそ何 ms か．ただし，水の比熱を 4.2 J/(g・℃）とする．

問題 6

容器に 100 g，0℃の氷を入れ，400 g，90℃のお湯をかけて氷を溶かし，よく混ぜた．容器内の水温は何℃になるか．

ただし，水の比熱を 4.2 J/(g・℃)，氷の融解熱を 336 J/g とし，容器や大気との熱交換はないものとする．

問題 7

ある容器に体積 1 L の理想気体が圧力 10 kPa，温度 27℃で閉じ込められている．温度を 227℃まで上げて体積を 2 L にしたとき，容器内のおおよその圧力はいくらか．

付録　令和３年版　臨床工学技士 国家試験出題基準（医用機械工学）

Ⅲ．医用機械工学

大項目	中項目	小項目
1. 力学の基礎	（1）力のつり合い	①力の三要素
		②力の種類（重力，バネの力，摩擦力）
		③作用反作用
		④力のモーメント
	（2）力と運動	①位置，速度，加速度
		②ニュートンの運動法則
		③運動方程式
		④回転運動，等速円運動
		⑤トルク
		⑥エネルギー
	（3）機械的振動	①単振動
		②減衰振動
		③強制振動，共振
2. 材料力学	（1）機械的特性	①応力と歪み
		②フックの法則
		③ヤング率
		④降伏点，耐力
		⑤ポアソン比
		⑥塑性変形
		⑦粘弾性
		⑧応力集中
		⑨安全率
3. 流体力学	（1）流体の運動	①定常流，非定常流
		②乱流，層流，レイノルズ数
		③連続の式
		④圧縮性，非圧縮性流体
		⑤圧力，パスカルの原理
		⑥表面張力，ラプラスの式
	（2）粘性流体	①せん断応力とせん断速度
		②理想流体，ニュートン流体，非ニュートン流体
		③ハーゲン・ポワズイユの法則
	（3）ベルヌーイの定理	①動圧，静圧，全圧，水圧
		②ベンチュリ管，ピトー管
	（4）ポンプ	①容積型ポンプ
		②非容積型ポンプ
4. 生体の流体現象	（1）非ニュートン性	①粘性特性
		②集軸効果，シグマ効果
		③連銭形成
	（2）拍動流	①流量，圧力の波形と分布
		②脈波伝搬速度
		③弾性管の非線形性
5. 波動現象	（1）波動の基礎	①波動の式，定常波
		②弾性波速度
		③縦波と横波

大 項 目	中 項 目	小 項 目
	（2）音波，超音波	①音の三要素
		②音の強さの単位
		③超音波と可聴周波数
		④音響インピーダンス
		⑤減衰と指向性
		⑥ドプラ効果
		⑦キャビテーション
		⑧衝撃波
6. 熱現象	（1）温度	①絶対温度，絶対零度
		②熱膨張
	（2）熱力学	①熱容量と比熱
		②熱力学の法則
		③可逆変化，不可逆変化，エントロピー
		④ボイル・シャルルの法則
		⑤等圧・等積変化と断熱変化
		⑥効率
		⑦相変化と潜熱
		⑧伝熱の種類

章末 exercise 解答

第 1 章・問題 1

10 kg 重とは，質量が 10 kg の物体に重力が作用したときの重さのことである．重さは地球の中心方向（すなわち測定点では真下の方向）に作用する力である．

力＝質量×加速度　の関係を使って，重力加速度はおよそ 9.8 m/s とすると，必要な値を SI 単位で記述すれば，力は $10 \times 9.8 = 98$ N　と計算できる．

第 1 章・問題 2

図のような平行四辺形を作図して，合成ベクトル $\vec{F}$ の大きさを計算する．

$\vec{F}$ を成分（a, b）で記述し直すと，$\vec{F_1}$，$\vec{F_2}$ の大きさを 5 として，

$$a = 5\cos 30^\circ = 5 \times \frac{\sqrt{3}}{2}$$

$$b = 5\sin 30^\circ + 5 = 5 \times 1/2 + 5 = 15/2$$

となる．$\vec{F}$ の大きさは $\sqrt{(a^2+b^2)} = 5\sqrt{3}$ と計算できる．設問の有効数字が 2 桁なので，$\sqrt{3} = 1.73$ で計算すれば，$5\sqrt{3} = 8.7$ が得られる．

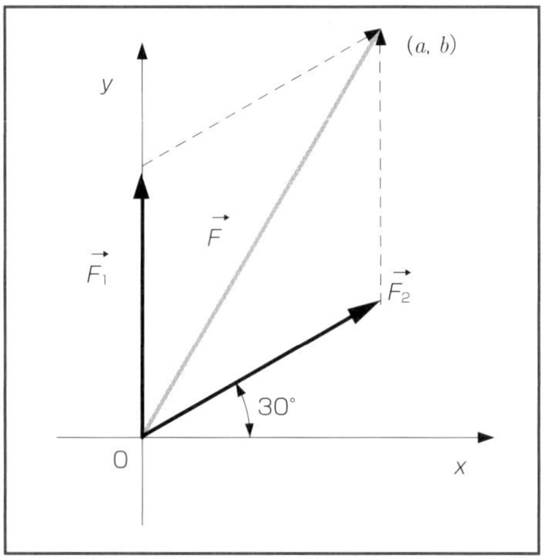

第 1 章・問題 3

設問では，静止している物体が動きだす瞬間の摩擦力なので，働いている摩擦力として最大静止摩擦力を求めることができる．摩擦力は垂直抗力 N との間に，

$$f = \mu_s \cdot N$$

の比例関係が成立する．重力加速度を g とすると，$N = mg$ となり，比例係数 μ_s，すなわち最大静止摩擦係数は，

$$\mu_s = \frac{f_0}{N} = \frac{f_0}{mg}$$　となる．

第 1 章・問題 4

軸は，固定を緩めればその中心の位置を変えずに回転できる．軸とおもりの位置関係が設問の状態で，回転の中心から力が作用する点までの距離は 0.5 m で，糸は円に垂直に下の方向に張力 $1\ \mathrm{kg} \times 9.8\ \mathrm{m/s^2} = 9.8$ N で質点に作用している．円の中心から力の作用点までの距離を腕の長さと表現すると，

力のモーメント（トルク）＝腕の長さ×力の大きさ（腕に対して直角方向）
となるので，トルクは，

$0.5 \times 9.8 = 4.9\ \mathrm{N \cdot m}$ となる．

第1章・問題5

図中に示したO点周りでのモーメントの釣り合いを考えればよい．Oを中心として左回りを正のモーメント，右回りを負のモーメントとして，設問にある3つの力について考える．すべての力は回転できる腕に対して垂直に働くので，それぞれの作用点までの距離と力の大きさの積を求めて，釣り合いを考える．腕は静止した状態にあるので，モーメントが釣り合って合計で0になればよいので，符号に注意して式を記述すると，

$$Pl_3 + Wl_2 - Ml_1 = 0$$

が示される．

第1章・問題6

この設問は流体力学の問題のようにみえるが，実は基本的な運動物理で説明できる．噴水の一部の水の動きに着目すればよい．水がある初速で上方に動いたとき，空間で一定の重力加速度を受けている水の塊が一体として動いていると考える．重力加速度は地面の方向に $9.8\ \mathrm{m/s^2}$ なので，水の塊には1秒ごとに $9.8\ \mathrm{m/s}$ の速度の低下が生じる．初速が $10\ \mathrm{m/s}$ なので，およそ1秒後には速度が0になる．すなわち，水は1秒後に噴水の最上部に到達する．

この間の水の平均速度は高さ方向に，(初速＋終速)/2となるので，この噴水では $(10 + 0)/2 = 5\ \mathrm{m/s}$ となる．したがって，水は1秒後に，

$$5 \times 1 = 5\ \mathrm{m}$$

上方まで持ち上がる．

第1章・問題7

円運動では，中心からの距離を r としたとき，運動の加速度 α は円の中心方向に向かって働き，その大きさは運動体の回転半径 r と角速度 ω を使って，

$$\alpha = r \cdot \omega^2$$

と表すことができる．設問の値から，

$$\alpha = 0.2 \times 10^2 = 20\ \mathrm{m/s^2}$$

となる．遠心力は，回転する物体に対して，この加速度と同じ大きさの加速度をもって逆方向に働く．

質量0.5 kg（500 g）の物体が加速度 α で回転するときの遠心力は，

力＝質量×加速度

で計算できるので，

遠心力 $= 0.5 \times 20 = 10\ \mathrm{N}$

が得られる．

円運動が円周上での回転速度 v で与えられている場合は，加速度 α として，

$$\alpha = v^2/r$$

を計算すればよい．

第1章・問題8

質量 m の物体を上方に h 持ち上げるとき，重力加速度を g とすると，仕事（エネルギーの変化）E_p は，

物体を持ち上げるのに必要な力（$m \cdot g$）×力の方向での移動距離（h）
として計算できる．すなわち，

$$E_p = m \cdot g \cdot h$$

となる．設問の条件を代入すると，

$$E_p = 0.1 \times 9.8 \times 2 = 2.0 \text{ J}$$

となる．この仕事に5秒かかるので，仕事率は，

$$2.0/5 = 0.4 \text{ W}$$

である．

第1章・問題9

単振動の状態では，おもりの運動に必要な力はバネの変位による力によって与えられる．おもりの運動を引き起こしている力は，おもりの質量mと加速度の積で与えられ，またバネの変位xによる力は$k \cdot x$で表される．振動中はこれら両者の力がやりとりされるので，

$$m \cdot d^2x/dt^2 + k \cdot x = 0$$

が成立する．微分方程式の解は，

$$x = A\sin(\omega t + \theta_0)$$

ただし，

$$A = x_0,\quad \omega = \sqrt{\frac{m}{k}}$$

で，振幅Aはx_0，周期Tは，

$$T = 2\pi \cdot \sqrt{\frac{m}{k}}$$

となる．周波数fは，$\omega = 2\pi f$（または$f = 1/T$）を使って，

$$f = (1/2\pi) \cdot \sqrt{\frac{m}{k}}$$

となる．

第2章・問題1

弾性変形は，断面積に反比例し，長さに比例する．また，断面積は直径の2乗に比例するので，弾性変形の比率は，

$$\frac{0.2^2 \times 2.5}{0.1^2 \times 2} = 5$$

となる．したがって，弾性変形量は，5倍になる．

第2章・問題2

$$\frac{1000 \times 0.5}{0.01 \times 0.0001} = 500000000$$

500 MPa

第2章・問題3

ひずみは，単位面積あたりの力（応力）を弾性係数で割った値になる．

$$\frac{60 \times 9.8 \times 100}{3.14 \times 0.02^2 \times 13 \times 10^9} \approx 0.00360\ [\%]$$

約0.0036%

縮み量は，全長にひずみをかけて求められる．

$45 \times 0.000036 \approx 0.00162$ [cm]

約 0.016 mm

第 2 章・問題 4

$$\frac{200 \times 9.8 \times 3}{350 \times 1000000} = 0.0000168 \ [\mathrm{m^2}]$$

約 17 $\mathrm{mm^2}$

第 2 章・問題 5

曲げモーメントは，力と腕の長さの積なので，梁の根本で最大になる．

$0.3 \times 0.5 \times 9.8 = 1.47$

約 1.5 Nm

第 2 章・問題 6

応力の最大値は，曲げモーメントを断面係数で割った値である．

$$\frac{1000}{0.025} = 40000$$

40 kPa

第 3 章・問題 1

$150 \times 133 = 19950$

約 20 kPa

第 3 章・問題 2

$9.8 \times (0.3 \times 13.6 \times 10^3 - 0.2 \times 1.1 \times 10^3) \approx 3.8 \times 10^4$

約 38 kPa

第 3 章・問題 3

式（3-12　グレアムの定理）より，

$$\sqrt{\frac{2 \times 120 \times 133}{1.1 \times 10^3}} \approx 5.4$$

流速は，約 5.4 m/s

第 3 章・問題 4

流量は，ハーゲン・ポアゼイユの法則により半径の 4 乗に比例するので，流量の差は，半径の比の 4 乗になる．

$$\left(\frac{0.78}{0.4}\right)^4 \cong 14.5$$

よって，約 15 倍になる．

第 3 章・問題 5

流量は，直径の 4 乗に比例するので，10^4 の 4 乗の本数が必要．

10^{16} 本．

第 3 章・問題 6

式（3-28　毛細管粘度計）より，

$$\frac{3.14\times1.1\times1000\times9.8\times0.2\times0.002^4\times20}{128\times0.12\times20\times10^{-6}}=7.1\times10^{-3}$$

粘性係数は，7.1 mPa・s.

第 3 章・問題 7

①底面と円錐表面の間の角度は，0.3 度になるので，式（3-29　円錐平板型粘度計のせん断速度）より，

$$\frac{10\times2\times3.14/60}{\tan(0.3°)}=200.0$$

せん断速度は，200 rad/s

②回転数が 2 倍で，トルクが 2 分の 1 になったので，式（3-30　円錐平板型粘度計）より，校正液の 4 分の 1 の粘性係数になる.

粘性係数は，25 mPa・s

第 3 章・問題 8

式（3-31　ラプラスの式）より，

$$p=\frac{2\times0.073}{0.5/2\times0.001}$$

$$\approx5.8\times10^2$$

$$h=\frac{5.8\times10^2}{10^3\times9.8}$$

$$\approx6.0\times10^{-2}$$

圧力は約 580 Pa

相当する水の高さは約 6 cm

第 3 章・問題 9

式（3-35　水撃）より

$$\frac{1.1\times1000\times0.0008\times1\times5}{0.1}\approx44$$

弁に加わる力は，約 44 N

第 4 章・問題 1，問題 2

問題 1 と問題 2 についてあわせて解説する.

振動数（周波数）が 20 Hz ～ 20 kHz の間にある空気の振動が耳に入って鼓膜をふるわせると，音のもつ周期的な振動は音として伝わる．媒質が気体でない場合には，媒質の縦ひずみが音を伝える．音波の伝搬速度 c は媒質の弾性率 K（体積弾性率，棒状の物体では縦弾性率 E）と密度 ρ によって決まる.

$$c=\sqrt{\frac{K}{\rho}}$$

空気が媒質であるとき，振動は空気の圧力の高低の伝搬であり，ヒトはそれを音として知覚する．そのような波は疎密波ともよばれる.

音の周波数が大きいとき高い音と感じ，周波数が小さいときは低い音と感じる．音の強さを表す値は音のもつエネルギーの比で考え，ヒトの耳で知覚できる可聴最小限界となるエネルギーに対する倍率としてdB値を音の強さのレベルとして表す．

最高可聴限より高い周波数をもつ音波を超音波という．超音波は音波であり，超音波固有の物理的性質をもつわけではない．音波は周波数が高いほど指向性が高く，減衰が大きいという基本的な性質をもつので，超音波は指向性が高いが減衰しやすい．超音波診断装置では，これら両者と分解能を考慮して0.5～20 MHz程度の周波数が用いられている．

したがって，問題1の解答は5，問題2の解答は4となる．

第4章・問題3

グラフは進行方向と変位が直角に表現されているので，基本的な表現としてこの波は横波ということになる．しかし，設問では縦波についての説明としてこのようなグラフを使っている．縦波は媒質の振動方向と波の進行方向が同じとなるので，変位を90°回転させて表してグラフ化する．たとえば，空中を伝わる音波では，空気が進行方向に向かっているとき y 軸の正の値をとり，逆に空気が進行方向と逆向きに動いたときに y 軸の負の値をとるようにグラフ化する．空気が密集したときが「密」，その逆が「疎」となるので，y が正の値から負の値に変化するとき，すなわちグラフ上の点Cで「もっとも密」になる．設問にはないが，A点およびE点は「もっとも疎」となっている．

第4章・問題4

波の伝わる方向を x 軸とし，この向きに速度 v で伝わる振幅 A の正弦波は，波の振れの大きさを y 軸で表すと，波の振れ幅は位置によって異なり，さらに時間によっても変化するので，y を式で表すと位置 x と時間 t の関数 y（x，t）となる．

正弦波の波を形成したときの波を式で表してみよう．原点0で生じた正弦波振動が，

$$y_{x=0} = A\cdot\sin 2\pi\frac{t}{T}$$

であったとする．ただし，x は位置，v は速度，t は時間であり，A は振幅，T は周期である．このとき，t/T は時間 t の間に何周期経過したかを表すので，周波数 f は $f = 1/T$ となる．

この振動が波として x 軸の正の方向に速度 v で伝わるので，原点から x 軸上の位置の座標 x まで振動が伝わる時間 t は，x/v［s］となる．波が形を変えずに移動したと考えると，x 点での波の時刻 t における変位 y は，時刻 $t - x/v$ における原点での変位に等しくなる．したがって，任意の位置 x にある波を表す式は，

$$y(x,t) = a\cdot\sin 2\pi\frac{t-\frac{x}{v}}{T}$$

が成り立つ．振動数（周波数）f を使って書き直すと，

$$y(x,t) = a\cdot\sin 2\pi f(t-\frac{x}{v})$$

で表せる．ここで，波長 λ と周波数の積は，1秒間に波が進む距離，すなわち波の速度 v となる．また，角度の単位に弧度法によるradを使うと，波が1周期に 2π 進むので，波の角速度 ω と周波数 f は $\omega = 2\pi f$ の関係をもつことがわかる．

ここで，波数 k について考える．波数は，物理化学の分野では単位長さに含まれる波の数で定義されているので，本来であれば，長さ1 mに含まれる波の数，すなわち $k = 1/\lambda$ となるが，一般的に，波動力学の分野では，1波長分の波を1個と考えて，単位長さを 2π としたときの波の数を使って，$k = 2\pi/\lambda$ として表現している．

したがって，この設問の解答は 5 となる．

第 4 章・問題 5

実線で表された波は x 軸の正の向きに一定速度 v で進み，P 点の位置にあった点は，0.1 秒後に Q 点へと移動した．グラフから，1 周期の波の波長は 8 m であることがわかる．また，波は 0.1 秒で 6 m 進んでいるので，周期 T は，

$$T = 0.1 \times \frac{8}{6}$$

となる．設問で求められているのは振動数 f（周波数）なので，

$$f = \frac{1}{T} = \frac{6}{8 \times 0.1} = \frac{60}{8} = 7.5 \quad [\mathrm{Hz}]$$

が計算できる．

第 4 章・問題 6

水中の音速はおよそ 1,500 m/s である．したがって波長 λ は，

$$\lambda = v/f$$

を使って，$1{,}500 \times 10^3$（mm/s）$/1 \times 10^6$（1/s）$= 1.5$ mm が得られる．

似たような問題で，1 kHz の音波が空気中を伝わるときのおよその波長を計算すると，空中の音速が 340 m/s（温度が 15℃のとき）を使って，

$340/1{,}000 = 0.34$ m $= 34$ cm となる．

第 4 章・問題 7，問題 8

問題 7 および問題 8 は，音波に現れるドプラ効果についての設問である．

本文で説明したように，音波で観察されるドプラ効果は音源が動く場合と観測者が動く場合で考え方が異なる．

音源 S が静止していて観測者だけが速度 v_o で音源に近づくとき，観測者のきく音の周波数 f_o は，

$$f_o = \frac{f_S(c + v_o)}{c}$$

となる．一方，音源 S だけが速度 v_S で動いて静止した観測者に近づいたときは，

$$f_o = \frac{c \cdot f_S}{c - v_S}$$

となる．

以上の 2 つの結果から，音源と観測者の移動速度を両者が近づくときに正となるように決めると，観測者のきく音の周波数は，

$$f_o = \frac{f_S(c + v_o)}{c - v_S}$$

で表すことができる．

設問の条件をこの式に当てはめると，問題 7 では，

$$f_o = \frac{200(330 + 0)}{330 - 330 \times \frac{2}{3}} = 200 \times \frac{330}{110} = 600 \text{ Hz}$$

になる．また問題 8 では，

$$f_{\mathrm{o}} = f_{\mathrm{S}} \frac{c - \frac{c}{25}}{c - \frac{c}{5}} = f_{\mathrm{S}} \frac{\frac{24}{25}}{\frac{4}{5}} = \frac{6}{5}$$

となることがわかる．

第 5 章・問題 1

加えた熱に対する温度の上昇は材質によって異なる．これは，熱エネルギーが与えられたとき，そのすべてが分子の振動（温度の上昇）に変換されるのではなく，分子内での振動や回転運動などの熱とは別のエネルギーに変わってしまうためである．すなわち，物質ごとに，与えた熱量に対する温度変化が等しくならないのは，物質を構成する分子や原子の構造の違いによって熱的なエネルギーが温度に変換される割合が異なるためである．

第 5 章・問題 2

対流の起こる理由を考えてみよう．

気体や液体のような流体が温度の上昇によって体積が増加すると，密度が減少する（比重が小さくなる）ので，その周囲の温度変化のなかった部分に対して浮力が働き，重力と逆の方向に動く．これを対流という．重力がなければ浮力が働かないので，対流は生じない．

第 5 章・問題 3

熱の伝達は熱運動による振動現象の伝達による．したがって，熱の移動には熱を伝える物質の存在が必須であり，真空中では熱伝導は起こらない．物体の温度は，物体内部の平均的な熱エネルギーで決まる．熱伝導は高い温度の物体を構成する原子や分子の熱による振動が，低温物質の原子や分子に伝わってそれらの振動を大きくさせることに由来する．両方の物体の温度が等しくなれば熱の移動は止まる．

熱放射は熱を運ぶ物質の存在なしに熱が移動する現象なので，電磁波としての熱の移動は真空中でも存在する．

第 5 章・問題 4

0℃を基準として 50℃の水 10 kg は比熱を K：J/(kg・℃）とすると，$K \times 50 \times 10$ J の熱エネルギーを得た物体といえる．同様に，0℃を基準として 20℃の水 Q kg に与えられた熱エネルギーは $K \times 20 \times Q$ となる．これらを混合すると，加えられた総エネルギーは 0℃を基準として K（500 + 20 Q）となる．一方，全体の質量（10 + Q）が 40℃となることから，加えられたエネルギーは，

$K \times 40 \times (10 + Q)$ となる．

$K(500 + 20Q) = K \times 40 \times (10 + Q)$

から両辺を K で割れば，

$500 + 20Q = 40 \times (10 + Q)$

が得られるので，これを解いて，

$Q = 5$ kg が計算できる．

第 5 章・問題 5

0℃，1 g の水の温度が 100℃になるのに必要な熱エネルギーは，

$1 \times 100 \times 4.2 = 420$ J

である．毎秒 700 J の加熱であれば，必要な時間は，

$420 \div 700 = 0.6$ s，すなわち 600 ms となる．

第 5 章・問題 6

100 g の氷が同じ質量の水に変わるために必要な熱量は，

$100 \times 336 = 33600$ J　である．

0℃の水を基準として考えると，400 g，90℃のお湯には，

$400 \times 90 \times 4.2 = 151200$ J

の熱が与えられていることになる．この熱のうち 33600 J が氷を溶かすのに使われてしまうので，氷が溶けた水とお湯の総量 500 g には，

$151200 - 33600 = 117600$ J の熱が残る．

したがって，水の温度 T［℃］は

$500 \times T \times 4.2 = 117600$

となり，T = 56℃が得られる．

第 5 章・問題 7

気体の状態方程式　$P \cdot V = n \cdot R \cdot T$

P：圧力，V：容積，n：気体分子の mol 数，R：気体定数，T：温度（絶対温度），単位は K（ケルビン），

を使って計算する．このとき，温度を摂氏温度℃から絶対温度 K に変換する必要がある．摂氏温度 T ℃は（$273 + T$）K と変換でき，はじめの温度は 300 K，温度上昇後は 500 K となるので，$P \cdot V$ は $500 \div 300 = 5 \div 3$ 倍になる．設問では，加温後の体積 V が 2 倍になっているので，圧力 P ははじめの圧力の $5 \div 3 \div 2$ 倍となり，$10\,\text{k} \times 5 \div 6 = 8.3$ kPa となる．

索　引

和文索引

欧文索引

【著者略歴】

嶋《しま》　津《づ》　秀《ひで》　昭《あき》

1974年　早稲田大学理工学部機械工学科卒業
　　　　東京医科歯科大学医用器材研究所専攻生修了
1975年　東京医科歯科大学医用器材研究所計測機器部門文部技官
1980年　北海道大学応用電気研究所メディカルトランスデューサ部門助手
1982年　杏林大学講師（医学部第2生理学教室）
1992年　杏林大学助教授（医学部第2生理学教室）
1993年　杏林大学教授（保健学部生理学教室）
2006年　杏林大学教授（保健学部臨床工学科生理学・生体工学研究室）
2018年　北陸大学教授（医療保健学部医療技術学科）
　　　　現在に至る　医学博士

馬《ま》　渕《ぶち》　清《きよ》　資《し》　　庚寅

1973年　東京工業大学工学部生産機械工学科卒業
1978年　東京工業大学大学院博士課程生産機械工学専攻修了
　　　　工学博士
1978年　北里大学医学部　助手
1991年　北里大学医学部　助教授
1994年　北里大学医療衛生学部　教授
2016年　北里大学　名誉教授
　　　　現在に至る

臨床工学講座
医用機械工学　第2版　　ISBN978-4-263-73425-4

2011年3月25日　第1版第1刷発行
2019年1月10日　第1版第8刷発行
2020年3月25日　第2版第1刷発行
2024年1月10日　第2版第5刷発行

監　修　一般社団法人 日本臨床工学技士教育施設協議会
著　嶋　津　秀　昭
　　馬　渕　清　資
発行者　白　石　泰　夫

発行所　医歯薬出版株式会社

〒113-8612　東京都文京区本駒込1-7-10
TEL.(03)5395-7620(編集)・7616(販売)
FAX.(03)5395-7603(編集)・8563(販売)
https://www.ishiyaku.co.jp/
郵便振替番号 00190-5-13816

乱丁，落丁の際はお取り替えいたします　　印刷・あづま堂印刷／製本・明光社